Luis Federico Matorra

Alteraciones miocárdicas y envejecimiento: Rol del receptor AT1

Luis Federico Matorra

Alteraciones miocárdicas y envejecimiento: Rol del receptor AT1

Instituto de Fisiopatología Cardiovascular,
Departamento de Patologia, Facultad de Medicina,
Universidad de Buenos Aires

PUBLICIA

Impressum / Aviso legal
Bibliografische Information der Deutschen Nationalbibliothek: Die Deutsche Nationalbibliothek verzeichnet diese Publikation in der Deutschen Nationalbibliografie; detaillierte bibliografische Daten sind im Internet über http://dnb.d-nb.de abrufbar.

Información bibliográfica de la Deutsche Nationalbibliothek: La Deutsche Nationalbibliothek clasifica esta publicación en la Deutsche Nationalbibliografie; los datos bibliográficos detallados están disponibles en internet en http://dnb.d-nb.de.

Coverbild / Imagen de portada: www.ingimage.com

Verlag / Editorial:
PUBLICIA
ist ein Imprint der / es una marca de
OmniScriptum GmbH & Co. KG
Bahnhofstraße 28, 66111 Saarbrücken, Deutschland / Alemania
Email / Correo Electrónico: info@omniscriptum.com

Herstellung: siehe letzte Seite /
Publicado en: consulte la última página
ISBN: 978-3-8416-8138-6

Zugl. / Aprobado por: Buenos Aires, Universidad de Buenos Aires, Tesis Doctoral, 2012

Alza la frente y deja que el sol te pegue en la cara.

Juan Quintero

Agradecimientos

Encontrarme en esta gran ciudad aspirando a cumplir un sueño muy lejano en la provincia, me lleva hoy a tener innumerables personas a las deseo reconocer y agradecer por este logro. Primero, a mi familia (Mariel, Daniel, Lucho, Valen, Simi y Mechi), por el apoyo incondicional, la luz, la energía y el afecto brindados. Segundo a Lucia por ser mi compañera y por su amor incondicional en este largo camino. A la Dra. Brizuela por ayudarme a despegar en Córdoba. A la Dra. Terragno por recibirme en Buenos Aires, confiar y brindarme su amor desinteresadamente. A la Dra. Basso, por guiarme, instruirme y acompañarme en este desafío. Al Dr. Gelpi, por facilitarme todas sus herramientas para concretar este aprendizaje. A todas las personas del INFICA, por su incansable enseñar. En especial a Bruno, Lu, Vale, Anita, Mari y Carla por mostrarme el camino de regreso toda vez que perdí de vista mis objetivos. A mi amigo Abel y su música por equilibrarme y conectarme con la vida desde otro lugar. Al Dr. Serra y mis actuales compañeros y amigos de Dirección Médica por esta maravillosa oportunidad. A mis amigos, todos, los que en mayor o menor medida hicieron que el transitar sea más leve y con su amor rellenaron los baches infinitos de la vida. Por ultimo a mis maestros, que se encargaron de pulir esta "*buena madera*", que está al servicio y a disposición de todos ustedes.

TABLA DE CONTENIDOS

Introducción

Generalidades

A principios del siglo XX la expectativa de vida del hombre moderno era entre 40-50 años (1). La aparición de los antibióticos, a partir del año 1909 primero con el descubrimiento de Paul Ehrlich (salvarsan) (2) y posteriormente con los aportes de Alexander Fleming (penicilina) (3), las mejoras en la farmacología clínica, las condiciones ambientales, la medicina preventiva y la disminución en la mortalidad infantil, lograron incrementar notablemente la expectativa de vida del ser humano (4). De esta manera, la esperanza de vida en los países desarrollados casi se duplicó, y conforme a lo publicado aumentó hasta los 75-80 años de vida (5). En estudios previos al año 1950, el incremento en la esperanza de vida se debió a la marcada disminución en la tasa de mortalidad en edades más tempranas. Mientras que en la segunda mitad del siglo 20, se observó la reducción en la mortalidad con una expectativa de vida mayor a 65 años. Este fenómeno podría atribuirse a la demora en el inicio de trastornos asociados con el proceso de envejecimiento, y a la mayor capacidad para prevenir el daño de órgano blanco, como consecuencia de los importantes avances en la medicina, la mejoría en la salud pública y las condiciones nutricionales (6). Diferentes investigaciones realizadas en mamíferos, mostraron que procesos tales como la aterosclerosis, el desarrollo de placas seniles cerebrales, la hipertensión arterial (HTA), el reemplazo de parénquima funcional por fibrosis que afecte a cualquier órgano de la economía, así como un aumento en la formación de especies reactivas del oxígeno (ROS) son factores íntimamente vinculados al envejecimiento (7; 8). En este contexto se ha postulado una de las teorías más importantes para explicar el proceso de envejecimiento: la "teoría de los radicales libres" en la vejez que fue inicialmente propuesta por Harman en el año 1956 (9). La misma enuncia que la pérdida de la capacidad funcional celular, asociada al envejecimiento, resulta de la acumulación de radicales libres del oxígeno o especies reactivas del oxígeno

(ROS). Las ROS generarían daño por estrés oxidativo a diferentes moléculas, darían lugar a la peroxidación lipídica, a la oxidación de proteínas y posteriormente modificarían el ADN nuclear y mitocondrial (10).

Desde sus inicios, el objetivo principal de la investigación médica fue encontrar estrategias terapéuticas para proteger a los órganos vitales de los procesos de envejecimiento y de las enfermedades crónicas. En este sentido, la enfermedad renal tiene alta prevalencia durante el envejecimiento, este hecho llevó a la búsqueda de tratamientos para evitar y/o revertir las lesiones renales graduales con el objetivo final de reducir la progresión de la enfermedad renal crónica y la inevitable necesidad de dializar a los pacientes (11).

Otro grupo de patologías claramente vinculadas al envejecimiento, son las que afectan al aparato cardiovascular. Las alteraciones histológicas y bioquímicas descriptas durante el envejecimiento en el sistema cardiovascular, son similares a aquellas producidas por el aumento de la presión arterial sistólica (12). Al respecto, datos experimentales indican que la hipertrofia cardíaca es un proceso mal adaptativo, que acompaña al envejecimiento, y que la regresión de la misma mediante el ejercicio o el tratamiento con bloqueantes β adrenérgicos, mejora los índices de morbi-mortalidad (13).

Además, durante el envejecimiento normal, el corazón empieza a declinar en sus parámetros funcionales y se han descrito cambios en la función ventricular izquierda sistólica y diastólica (14).

Al estudio de las patologías vinculadas con el envejecimiento se le suma un incremento marcado en la población mundial adulta y una disminución importante de la natalidad (15). Estos factores, combinados con la elevada natalidad en distintos países durante las dos décadas posteriores a la Segunda Guerra Mundial (el llamado "Baby Boom"), se traducirán en el incremento del número de personas mayores de 65 años durante los años 2010-2030 (16). Así, la expectativa de vida, estimada para el año 2050 será de aproximadamente 10 años más que en la actualidad (15). Los respectivos cambios poblacionales aumentarán las demandas sobre el sistema de salud pública y los servicios médicos-sociales (17).

Dentro de las patologías observadas en la vejez tienen principal prevalencia, entre otras, enfermedades metabólicas como la diabetes, cardiovasculares como la hipertensión arterial (HTA), el infarto agudo de miocardio, la insuficiencia cardíaca y el accidente cerebrovascular (ACV) (18). Las enfermedades cardiovasculares (ECV) lideran las causas de muerte en las personas mayores de 65 años, y está documentado que más de un 80% de los pacientes fallecen por cardiopatía isquémica, insuficiencia cardíaca congestiva, arritmias e HTA (19). El crecimiento exponencial en las enfermedades cardiovasculares se observa en la población geriátrica, implicando al envejecimiento cardíaco *per se* cómo el mayor riesgo para las patologías cardiovasculares (20). El envejecimiento cardíaco intrínseco, se define como un cambio lento y progresivo dependiente de la edad, que se caracteriza por una declinación en la función cardíaca y una mayor vulnerabilidad del corazón frente al estrés, estos factores sumados contribuyen al incremento de la morbimortalidad en la vejez (21). Sin embargo, el envejecimiento cardíaco intrínseco, puede estar enmascarado en patologías tales como la diabetes y la HTA, ambas han mostrado acelerar el proceso de envejecimiento cardiovascular (22).

En la Argentina, al igual que en los países desarrollados, la enfermedad cardiovascular es la principal causa de morbi-mortalidad, y representa el 34,2% de las muertes y el 12,6% de años de vida potenciales perdidos (AVPP). Los principales factores de riesgo para la ECV en Argentina, son la HTA, el sedentarismo, la obesidad y el tabaquismo (23).

La HTA es una patología prevalente en las personas añosas. En Estados Unidos, aproximadamente el 80% de los adultos mayores de 80 años de edad, tienen HTA. En el estudio de Framingham, el 90% de hombres y mujeres que a los 65 años de edad tenían presión arterial normal, posteriormente desarrollaron hipertensión (24). El tratamiento farmacológico de la HTA en los ancianos es difícil debido a: la tendencia a sufrir hipotensión ortostática, las reacciones adversas medicamentosas y las alteraciones de la función renal (25). Entre los medicamentos de primera línea, utilizados para el tratamiento de la HTA, se encuentra un grupo de fármacos que actúan sobre el metabolismo o el accionar de la angiotensina II (Ang II), entre ellos podemos mencionar a los inhibidores de la enzima de conversión de la Ang II (IECA) y a los bloqueantes o antagonistas específicos del receptor AT1 (RAT1) (ARA II) (26).

En estudios experimentales se demostró la eficacia de los IECA y los ARA II en el tratamiento de la HTA y la disminución de los daños vinculados con la vejez. En este sentido, en diferentes trabajos se mostró que la inhibición crónica de la enzima convertidora de angiotensina o el bloqueo de los RAT1 a una edad temprana, retrasó notablemente el deterioro asociado al remodelamiento de órgano blanco propio de la edad en ratas (27; 28). Basso y col. demostraron que la administración de IECA o ARA II, desde el destete, incrementó la expectativa de vida (7), disminuyó la presión arterial, mejoró los parámetros funcionales cardíacos y la capacidad cognitiva (29). Estos hallazgos sugieren que la actividad del sistema renina-angiotensina (SRA) juega un papel fundamental en la patogénesis de la HTA con la edad, y concomitantemente su incremento puede reducir la esperanza de vida.

En el ser humano añoso, el tratamiento farmacológico de la HTA, tiene como objetivo lograr que los valores de presión arterial oscilen entre 150/80-90 mmHg. En este sentido, Cohen y col (26) discuten en detalle los diferentes estudios realizados en pacientes hipertensos y recomiendan el uso de diuréticos tiazídicos, bloqueadores de los canales de calcio, y los IECA o ARA II, ya sea como monoterapia o en combinación con betabloqueantes.

Además, ensayos clínicos como el estudio "VALISH" (30), mostraron los efectos de la administración de ARA II en personas añosas. En el mismo se incluyeron 3.260 pacientes japoneses entre 70 a 84 años con hipertensión sistólica aislada (PAS 160-199 mmHg), todos los pacientes recibieron valsartan como droga de primera línea, o en combinación con otros fármacos para lograr disminuir las cifras de presión arterial sistólica (PAS) a 140-150 mmHg. A los 3 años de seguimiento la presión arterial alcanzó 142/76 mmHg. En suma el estudio demostró la eficacia de los ARA II en pacientes añosos hipertensos, además, concluyó que obtener una presión arterial ~140 mmHg es seguro en pacientes ≥ 70 años de edad con hipertensión sistólica aislada. Si bien este estudio fue realizado en Japón y los datos no pueden ser extrapolados a todas las poblaciones, muestra el importante vínculo entre el SRA, la HTA y el envejecimiento.

Estado Actual del Tema Propuesto

Introducción

Según la organización mundial de la salud (O.M.S) "la salud es el completo estado de bienestar físico, mental y social y no solamente la ausencia de afecciones o enfermedades", este concepto fue puesto en vigencia el 7 de abril de 1948, en "La Carta Magna de Salud". El deterioro de la salud en personas añosas y la longevidad dependen de la interacción dinámica entre los factores biológicos y ambientales, incluyendo la atención médica, el estilo de vida y una dieta saludable. Al respecto, la única estrategia reconocida que aumenta la expectativa de vida desde los organismos inferiores, como las levaduras, hasta los más desarrollados en la escala biológica es la restricción calórica alimenticia (31). En la actualidad, existe un amplio conocimiento acerca de los procesos fisiológicos que acompañan al envejecimiento y se ha logrado explicar algunos mecanismos implicados en el mismo. En particular, se describió la participación de SRA en su fisiopatología (32-34).

Entre otras funciones importantes, el SRA participa en la regulación de la presión arterial, la homeostasis hidrosalina y el crecimiento celular (35). Además de la existencia del SRA sistémico, en la actualidad se reconoce la existencia de SRA locales que regulan importantes funciones celulares de manera autocrina, intracrina y paracrina. En este sentido, es conocido que la activación intracardíaca y/o sistémica del SRA juega un rol crítico en el desarrollo de hipertrofia cardíaca y en la mayoría de los fenómenos asociados al remodelamiento cardíaco producido durante el envejecimiento (29). Asimismo, la evidencia experimental y clínica demuestra que el bloqueo del SRA, mediante IECA o ARA II, retrasa la progresión del daño renal (11) y protege al sistema cardiovascular de la injuria producida por el envejecimiento (36). En relación con lo expuesto, estudios previos demostraron que la inhibición crónica del SRA desde el destete de los animales con agentes farmacológicos (IECA o ARA II) previno la hipertrofia cardiovascular, disminuyó la fibrosis y el depósito de colágeno en la matriz extracelular del corazón e incrementó significativamente la supervivencia en la rata (33; 37).

Durante el proceso de envejecimiento se producen cambios en el sistema cardiovascular, que se van a traducir en alteraciones en su fisiología. Los cambios observados en la misma, deben ser diferenciados de los efectos producidos por algunas patologías como la cardiopatía isquémica y la diabetes, que ocurren con mayor frecuencia a medida que aumenta la edad. El sistema cardiovascular envejecido se asocia con una disminución de la elasticidad y el aumento de la rigidez del sistema arterial. Esto se traduce en aumento de la poscarga del ventrículo izquierdo, con aumento de la presión arterial sistólica e hipertrofia ventricular izquierda, que termina por deteriorar la función sistólica y diastólica, disminuyendo la contractilidad y prolongando el tiempo de relajación, respectivamente. En las células marcapaso auriculares se produce un deterioro en su funcionamiento, que resulta en una disminución de la frecuencia cardíaca intrínseca (38).

Por último, hay una disminución de la capacidad de respuesta a la estimulación de los receptores β-adrenérgicos (39), una disminución de la reactividad de los barorreceptores y quimiorreceptores. Asimismo, si bien el SRA sistémico disminuye su actividad durante el envejecimiento, Heymes et al (40) demostraron que los niveles de angiotensina (Ang) y ARNm de ECA están incrementados en el ventrículo izquierdo. Estos cambios pueden traer como consecuencia un deterioro en la función ventricular izquierda, la posible progresión a insuficiencia cardíaca y defectos de la conducción aurículo-ventricular, entre otras patologías observadas durante la vejez (41).

Breve reseña histórica del Sistema Renina-Angiotensina

El descubrimiento del SRA tiene sus orígenes a finales del siglo XIX cuando los investigadores Tigerstedt y Bergman, en 1898 describieron en homogenatos de riñón la presencia de una sustancia, capaz de producir un aumento sostenido de la PA y, dado su origen la denominaron renina (42). La renina se podía extraer de los preparados de riñón utilizando glicerina, era estable a 56º pero no se podía dializar y se inactivaba por la ebullición (43). En 1934, Goldblatt y col (44) demostraron que la oclusión parcial de las arterias renales en el perro llevaba a un aumento de la presión arterial que era semejante a la hipertensión esencial en el hombre. A partir de este hallazgo, distintos centros de investigación orientaron sus esfuerzos a la búsqueda del mecanismo por el cual la isquemia renal aguda, producía un aumento sostenido de la presión arterial. En este contexto, estudios posteriores, realizados en Argentina y en Estados Unidos, llevaron al descubrimiento de la angiotensina. En Argentina todos los aportes fueron hechos por el grupo del Dr. Bernardo A. Houssay en el Instituto de Fisiología de la Facultad de Ciencias Médicas de la Universidad de Buenos Aires, entre los años 1936 y 1943. El grupo de trabajo del Dr. Houssay estaba compuesto por los doctores Juan Carlos Fasciolo, Alberto C. Taquini, Eduardo Braun Menéndez, Luis Federico Leloir y José María Muñoz (Fig. 1).

Los experimentos de Fasciolo y Taquini aportaron evidencias sobre la existencia de un compuesto vasoactivo en el plasma de perros hipertensos tipo Goldblatt que no estaba presente en el plasma de perros normales (45). Braun Menéndez y Fasciolo demostraron que la sangre venosa proveniente de un riñón con isquemia aguda incompleta producía efecto presor cuando era inyectada en perros nefrectomizados (46). Aún más, demostraron un efecto hipertensor similar si se injertaban riñones en isquemia total por 6 horas en el cuello de perros nefrectomizados o normales. Cuando se incubó un extracto semipurificado de riñón con plasma, se logró aislar una substancia vasoconstrictora con características presoras distinta de la renina ya que era termoestable, soluble en acetona al 70% y de efecto muy fugaz.

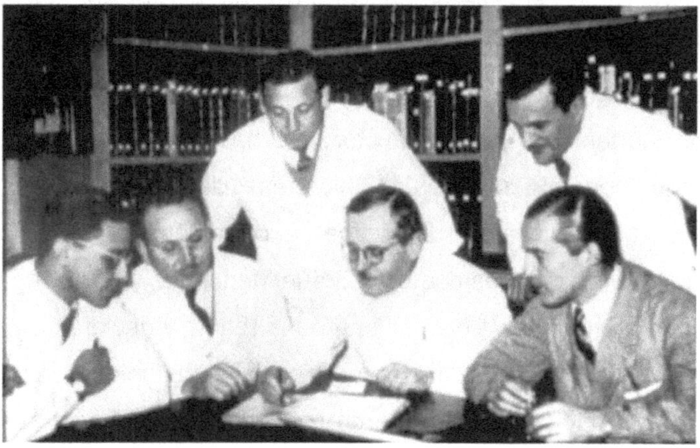

Figura 1. Integrantes del grupo de investigadores argentinos cuya labor culminó con el descubrimiento de la angiotensina (año 1940). De izquierda a derecha, sentados: JC Fasciolo, JM Muñoz, BA Houssay y LF Leloir. De pie: AC Taquini y E Braun Menéndez.

El grupo argentino denominó hipertensina a este nuevo compuesto. Por otro lado, en Estados Unidos el Dr. Irving Page y col. postularon que la renina era una enzima inactiva, activada en la fracción plasmática de la sangre, por un activador que generaba el componente activo, al cual denominaron angiotonina. Page y col. sostenían que la renina se secretaba de forma inactiva sugiriendo la existencia de un compuesto activador de la renina a nivel plasmático mientras que el grupo argentino mantenía la idea de un sistema enzimático con un sustrato plasmático a partir del cual la renina liberaba hipertensina. En 1939, en la 15° Reunión Científica de la "American Heart Association", se debatieron ambas teorías y se aceptó la hipótesis argentina que con el tiempo fue confirmada y validada mundialmente. El grupo estadounidense fue el primero en proponer el origen hepático del sustrato de la renina (47) que luego fue comprobado por los experimentos de Leloir en perros nefrectomizados con y sin hepatectomía (48).

Finalmente, a principios de la década del 40 se describió el modelo fisiológico de este sistema de regulación de la presión arterial y se estableció que la renina era una enzima producida por el riñón, que actuaba sobre una proteína plasmática inactiva, su sustrato, liberando el decapéptido terminal que a su vez, al pasar por la circulación pulmonar, daba origen a un octapéptido fuertemente vasoconstrictor, que hasta este momento se siguió denominando con el nombre de hipertensina. En 1957, cuando se conmemoraron los 25 años del primer experimento de Goldblatt en la Universidad de Michigan, los doctores Braun Menéndez y Page llegaron a un acuerdo en la nomenclatura del sistema de la renina y decidieron denominar al principal efector angiotensina (resultante de angiotonina e hipertensina) (49; 50). En los años siguientes se profundizaron los conocimientos sobre este complejo sistema enzimático y se comenzó a comprender la importancia que tenía en la regulación de la presión arterial.

Investigadores de Brasil los doctores Ferreira y Rocha e Silva realizaron numerosos experimentos con el veneno de la serpiente Bothrops Jararaca. En 1964 encontraron que el veneno contenía un factor capaz de potenciar los efectos de la bradiquinina, lo denominaron *bradikinin potentiating factor* (51). El trabajo de Ferreira y col. permitió a los investigadores Miguel Ondetti (argentino) y David Cushman (Fig. 2) ambos del *Squibb Institute for Medical Research* en New Jersey, USA, publicar en el año 1971 el descubrimiento de 6 péptidos inhibidores de la enzima convertidora de Ang II en el veneno de B. Jararaca (52), lo que llevó a la síntesis, en 1975, del primer inhibidor de la enzima convertidora de angiotensina: el captopril. La inhibición de la enzima de conversión (IECA) tuvo tanto éxito en el tratamiento de la HTA, que rápidamente todos los laboratorios de especialidades medicinales desarrollaron nuevos compuestos con similares características.

Posteriormente, basándose en la estructura química del polipéptido Ang II, se desarrollaron otros compuestos capaces de bloquear el receptor de Ang II tipo 1 (ARA II). La utilización de estas drogas, entre otras, permitió mejorar el tratamiento del paciente hipertenso que constituye casi un cuarto de la población adulta mundial.

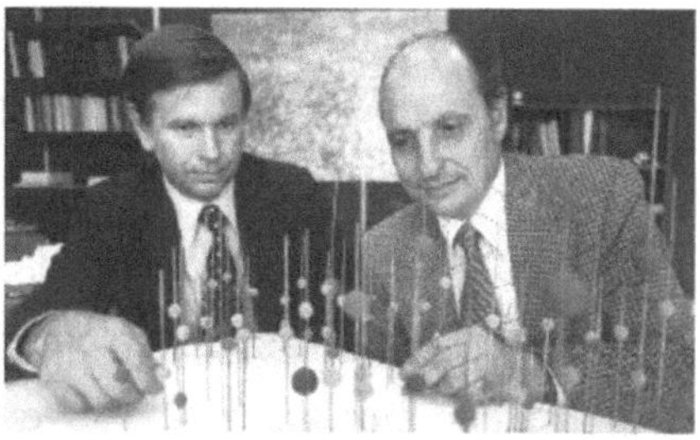

Figura 2. David Cushman y Miguel Ondetti, 1977.

Efectos fisiológicos del Sistema Renina Angiotensina

El SRA plasmático constituye un sistema endocrino regulado por distintos factores. La renina se encuentra en gránulos citoplasmáticos en las células del aparato yuxtaglomerular del riñón. El paso inicial para la síntesis de renina renal es la formación de preprorenina por el ARN mensajero correspondiente. Esta proteína es transportada al retículo endoplásmico donde una porción es separada liberando la prorenina que pasa a través del aparato de Golgi, es glicosilada y depositada en gránulos lisosomales. Allí, por hidrólisis se genera la renina activa. Los gránulos conteniendo renina activa migran hacia la membrana celular y liberan por exocitosis la enzima al lumen vascular o al intersticio renal. La prorenina o renina inactiva también pasa a la circulación donde su concentración es varias veces superior a la de renina activa. No se conoce exactamente el rol fisiológico de la prorenina plasmática (53; 54). La liberación de renina por las células yuxtaglomerulares del riñón está modulada por varios factores que actúan a través de uno o más mecanismos regulando su concentración plasmática. La liberación de renina activa responde a: 1) el barorreceptor renal, 2) la mácula densa, 3) las terminaciones nerviosas renales y 4) los factores humorales. El barorreceptor renal es un receptor vascular situado en la arteriola aferente que estimula la liberación de renina cuando cae la presión de perfusión renal y la inhibe cuando ésta aumenta. La estimulación crónica del barorreceptor renal contribuye a la fase hiperreninémica de la hipertensión renovascular; la misma puede llevar a un aumento permanente de la liberación y de la síntesis de esta proteína. La mácula densa está constituída por un grupo de células modificadas del túbulo distal del nefrón, situadas en la parte distal del asa de Henle y adyacentes a las células yuxtaglomerulares de la arteriola aferente. El triángulo delimitado por las arteriolas aferente y eferente, la mácula densa y el retículo conjuntivo constituye el llamado aparato yuxtaglomerular. Las células de la mácula densa tienen la facultad de detectar cambios en la concentración de cloruro de sodio del túbulo distal generando una señal capaz de activar o inhibir la liberación de renina por el aparato yuxtaglomerular (55). El mecanismo de la mácula densa es un sistema de adaptación crónica más que un mediador de ajuste agudo. Las terminaciones nerviosas simpáticas se encuentran ampliamente distribuidas en las células yuxtaglomerulares (56). La estimulación de las mismas produce un aumento de la liberación de renina a través de un mecanismo β1-adrenérgico (57).

La secreción de renina mediada por los nervios renales constituye un sistema de respuesta aguda a cambios posturales, pérdida de volumen, etc. Varios factores humorales regulan el proceso de liberación de renina renal. Unos incrementan y otros inhiben la liberación de la enzima. Entre los primeros se encuentran los agonistas β1-adrenérgicos (58) y las prostaglandinas vasodilatadoras (59). El mediador de los agonistas mencionados y segundo mensajero intracelular fundamental en el mecanismo de liberación de renina es el nucleótido cAMP. Los mecanismos inhibitorios de la liberación de renina estarían mediados por un aumento del calcio intracelular y esto puede ser estimulado por algunas hormonas plasmáticas como: la angiotensina II, los agonistas α-adrenérgicos, la endotelina, los agonistas de los receptores A1 de adenosina y el tromboxano.

El nucleótido cGMP podría actuar como segundo mensajero del efecto inhibitorio dado que los factores que estimulan la guanilato ciclasa, como el factor natriúretico atrial y el óxido nítrico, inhiben la liberación de renina (60; 61).

El Angiotensinógeno

El angiotensinógeno (AGT) es una glucoproteína y el único precursor proteico conocido de los péptidos de la familia de las angiotensinas. El precursor del substrato es el prepro-angiotensinógeno plasmático que se sintetiza en las células del hígado (61), y también en componentes celulares del sistema nervioso central, corazón, tejido vascular, riñón y adipocitos (componente tisular) (62-66). En general, tanto la concentración de la enzima como la del substrato determinan la actividad fisiológica del sistema. Este compuesto es importante en la regulación de la presión arterial. En este sentido, en ratones genéticamente modificados, que pueden expresar de 1 a 4 copias del gen que codifica al AGT, la presión arterial es directamente proporcional a la concentración de la prohormona en plasma (67). En este sentido, algunos estudios clínicos indicaron una correlación positiva entre los niveles plasmáticos de AGT y los de la presión arterial (68). Varias enzimas tisulares pueden hidrolizar al AGT para generar angiotensina a nivel local. La catepsina G y la quimasa liberan Ang I mientras que la tonina forma directamente Ang II. La célula hepática sintetiza y secreta el AGT sin generar depósitos del mismo. La vida media de la prohormona en el plasma es prolongada, hasta 16 hs, y los niveles plasmáticos son el resultado de la regulación transcripcional y de la vida media tanto del ARN mensajero celular como de la proteína en el plasma (69). La concentración plasmática de AGT está regulada por factores humorales. Las hormonas glucocorticoides de la corteza suprarrenal o la ACTH aumentan su nivel plasmático aparentemente por acción directa sobre el hígado (70-72), mientras que la hipofisectomía, la adrenalectomía o la enucleación adrenal provocan una caída significativa de la prohormona. Asimismo, los estrógenos (73), las hormonas tiroideas (74) y la Ang II incrementan su concentración. La Ang II tiene un efecto de retroalimentación positiva por medio del RAT1 (75; 76). Las variaciones del nivel de AGT intervienen en la regulación de la actividad del sistema enzimático y, por lo tanto en la actividad renínica plasmática y en la regulación de la presión arterial (68; 77).

La Enzima Convertidora de Angiotensina

La enzima convertidora de angiotensina (ECA) es una dipeptidil carboxipeptidasa (78) que hidroliza el decapéptido inactivo Ang I en el octapéptido activo Ang II por clivaje del dipéptido carboxiterminal histidil-leucina. La ECA no es específica para la Ang I ya que hidroliza una variedad de otros polipéptidos como bradiquinina, encefalinas y sustancia P.

La ECA es más activa como quininasa que como angiotensinasa o encefalinasa debido al valor muy reducido de su Km al hidrolizar la bradiquinina. La bradiquinina es el producto de la hidrólisis del quininógeno por la acción enzimática de la calicreína y tiene un inmediato efecto vasodilatador. Como la angiotensina tiene una vida media muy fugaz, la ECA intervendría en la homeostasis circulatoria general y sectorial potenciando un poderoso sistema vasoconstrictor e inhibiendo un potente sistema vasodilatador. Los inhibidores de la ECA interfieren con las dos reacciones enzimáticas aumentando la vida media de la bradiquinina e impidiendo la formación de la Ang II. La importancia fisiológica del SRA en el mantenimiento de la homeostasis cardiovascular no fue claramente comprendida hasta que se obtuvo el primer inhibidor de la ECA activo por vía oral: el captopril (79). El desarrollo de estos compuestos constituyó un hito en el tratamiento de la hipertensión arterial y de las enfermedades cardiovasculares. La mayor parte de la ECA se encuentra ubicada en la membrana celular. La proteólisis de la enzima resulta en la liberación de la misma por lo que es factible de ser detectada en muchos fluidos corporales. En la pared vascular se localiza en la membrana de las células endoteliales dónde hidroliza a los péptidos circulantes y transforma la Ang I en Ang II (Fig. 3).

El Receptor AT1 y su Vía de Señalización

La Ang II, como otras hormonas peptídicas, activa receptores ubicados en la membrana celular. Básicamente, se han descripto dos tipos principales de receptores de Ang II: AT1 (RAT1) y AT2 (RAT2) que, en principio, tienen funciones opuestas. La mayoría de las acciones del polipéptido se ejercen a través de los RAT1. El RAT1 ha sido clonado en varias especies y se han descubierto dos subtipos, RAT1A y RAT1B, identificados en la rata y el ratón (80). El RAT1A se expresa en diferentes órganos, incluyendo el riñón, el hígado, el corazón, los vasos sanguíneos, las glándulas suprarrenales y los centros de control cardiovascular en el cerebro, y es considerado el homólogo murino más cercano para el RAT1 del ser humano (28).

La expresión del receptor AT1B parece ser más prominente en la glándula pituitaria anterior y la zona glomerular suprarrenal. El receptor AT1B regula la presión arterial cuando AT1A está ausente (81). Asimismo, la activación del RAT1A es responsable de la mayoría de las acciones clásicas de la Ang II, tales como el aumento de la presión arterial (82), la liberación de aldosterona de la zona glomerular suprarrenal (83), la retención de Na+ en túbulos proximales renales (84), y la estimulación del sistema nervioso simpático a través de receptores en el cerebro (85).

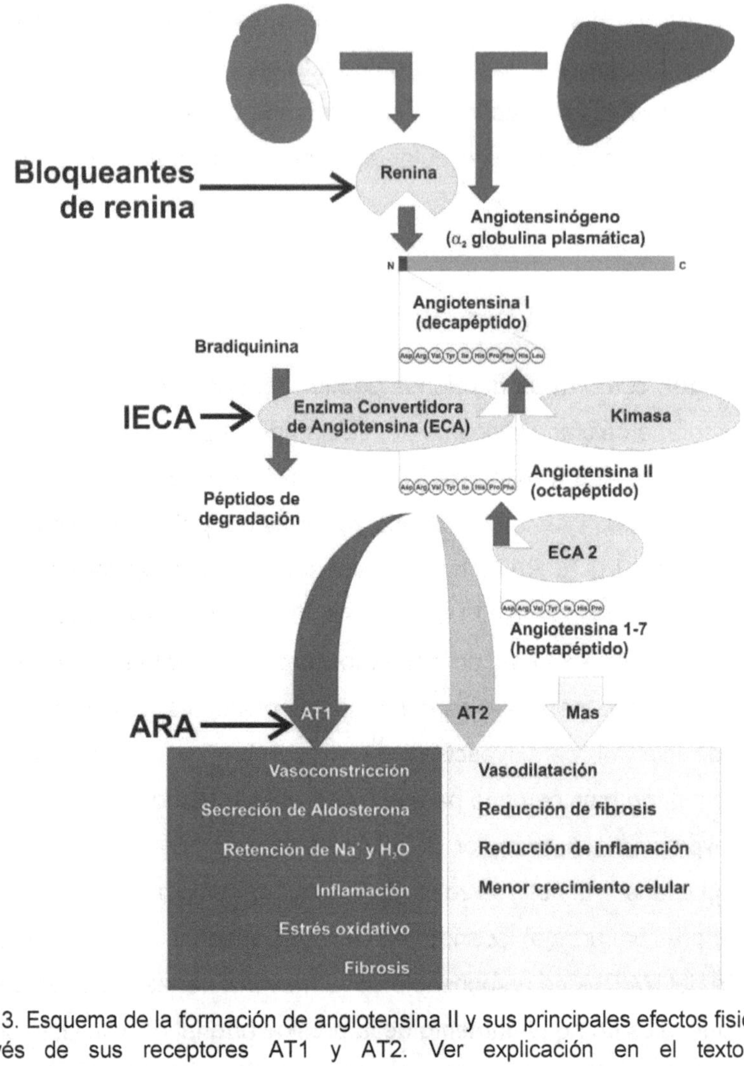

Figura 3. Esquema de la formación de angiotensina II y sus principales efectos fisiológicos a través de sus receptores AT1 y AT2. Ver explicación en el texto. AGT: Angiotensinógeno; Ang: Angiotensina; ECA: Enzima convertidora de Ang II; IECA: inhibidores de la ECA; ARA II: Bloqueantes del receptor AT1.

Los RAT1 son ubicuos y pertenecen a la familia de los receptores de hormonas peptídicas con siete regiones intramembrana y ejercen sus efectos más importantes por vías intracelulares asociadas y no asociadas a proteína Gqα (86). Cuando el RAT1 es activado, se une a proteína Gq/11, Gq12/13, Gqßγ (87) y activa una vía de señalización mediada por fosfolipasa C, fosfolipasa A2 y fosfolipasa D. Estas vías tienen como producto final la formación de inositol trifosfato (IP3) y diacil glicerol (DAG) con el consecuente aumento de Ca^{2+} y su unión a calmodulina, siendo la vasoconstricción uno de los principales efectos mediados por este mecanismo (88). Además, el calcio estimula la contracción cardíaca mediante una proteína kinasa de cadena liviana de miosina (MLKC). La fosfolipasa A2 genera la producción de eicosanoides entre ellos el ácido araquidónico, el tromboxano, las prostaglandinas y los leucotrienos, los cuales están íntimamente relacionados con los procesos inflamatorios (88) y con la hipertensión arterial (89).

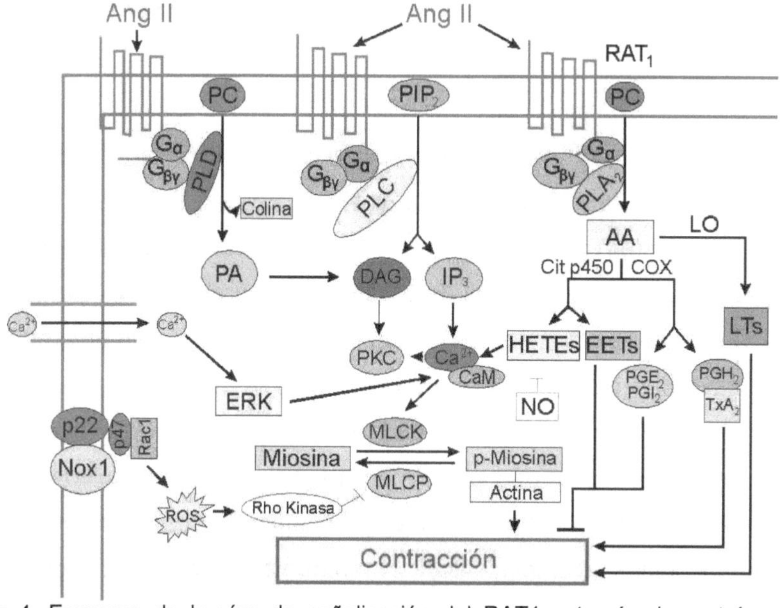

Figura 4. Esquema de la vías de señalización del RAT1 a través de proteína G, se observa la capacidad para movilizar el Ca^{+} y promover la interacción de los filamentos de actina y miosina para permitir la contracción de la musculatura lisa. La Ang II activa también proteínas del metabolismo del ácido araquidónico y además activa proteínas como la PKC y las MAPs kinasas. Ver explicación en el texto. PC: fosfatidilcolina; PLD: fosfolipasa D; PA: ácido fosfatídico; PIP2: fosfatidilinositol bifosfato; PLC: fosfolipasa C; PKC: proteína kinasa C; DAG: Diacilglicerol; IP3: inositol trifosfato; MLCK: kinasa de la cadena liviana miosina; PLA2: fosfolipasa A2; PG: prostaglandinas; EET: ácido epoxieicosatrienoico; HETE: ácido hidroxieicosatetraenoico: COX: ciclooxigenasa; LT: leucotrienos; LO: lipooxigenasa; TxA2: tromboxano A2; NO: óxido nítrico.

Otro grupo de proteínas relacionadas al normal funcionamiento del RAT1 son las proteínas kinasas activadas por mitógenos (MAPKs). La regulación de la síntesis proteica, el metabolismo, la expresión genética y el crecimiento celular depende de MAPKs (90). Entre las MAPKs más importantes se encuentran la kinasa regulada extracelularmente (ERK1/2), c-Jun n-terminal kinasa (JNK) y p38MAPK implicadas en el crecimiento, proliferación, migración y fibrosis vinculadas al envejecimiento (91). Se comprobó también que la Ang II actúa mediante el factor nuclear κβ (NFκβ) (92) e incrementa la expresión de genes pro-inflamatorios citoquinas, quemoquinas y moléculas de adhesión (Fig. 4).

El Receptor AT2

Por otro lado la Ang II puede unirse a los RAT2 que se expresan mayormente en el feto (93). El cADN que codifica para la síntesis del RAT2 ha sido aislado (94) y se expresa en la médula suprarrenal, el útero, el ovario, el endotelio vascular y distintas áreas del cerebro (95). Este receptor tiene una estructura similar al RAT1 con siete regiones transmembrana pero se diferencia del mismo en la ubicación de algunos aminoácidos (96). El receptor AT2 tiene muy baja afinidad por los antagonistas AT1 como el losartan pero mucha afinidad por otros antagonistas no peptídicos como el PD123319 y el PD123177 (97). Se ha postulado que estos receptores estarían vinculados al crecimiento y al remodelamiento de los órganos. En este sentido, los RAT2 interactúan y modulan las acciones de los receptores AT1. Los RAT2 tendrían efectos antagónicos a los que la Ang II ejerce a través de los receptores AT1. Además, la unión de la Ang II al RAT2 produce vasodilatación, mejora el remodelamiento arterial, atenúa el daño por isquemia-reperfusión, inhibe la fibrosis cardíaca y protege al riñón de lesiones isquémicas (98). Además, en un modelo de ratón *knock out* (KO) para el RAT2, se ha mostrado que presentan mayor injuria renal y disminución de la expectativa de vida (99). A pesar del conocimiento que se tiene en la actualidad, es necesario profundizar los estudios sobre la(s) función(es) de los RAT2.

ECA2, Angiotensina (1-7) y receptor MAS

En la actualidad se reconoce que el SRA tiene un sistema contrapuesto a su accionar que favorecería mecanismos vasodilatadores y que está compuesto por una tríada formada por: la enzima convertidora de angiotensina II tipo 2 (ECA2), el producto: un heptapéptido, la angiotensina (1-7) [Ang (1-7)] y su receptor el receptor MAS.

La ECA2 fue identificada en el año 2000 en forma simultánea por dos grupos de investigación utilizando metodologías distintas para su descubrimiento (100; 101). Se trata de una glicoproteína transmembrana de 805 aminoácidos que presenta un dominio catalítico extracelular y muestra homología con dos proteínas muy diferentes. En su dominio amino-terminal tiene aproximadamente un 40% de semejanza con la secuencia de ECA, mientras que sus dominios de transmembrana y citoplasmático muestran un 48% de homología con collectrin, que es una proteína no catalítica que posee un papel crítico en la absorción de aminoácidos en el riñón (102; 103). A diferencia de la ECA, la ECA2 funciona como una carboxipeptidasa, clivando un solo residuo aminoacídico del extremo carboxiterminal de sus sustratos peptídicos (101). Se identificaron una amplia variedad de sustratos potenciales para ECA2, tanto dentro del SRA como en otros sistemas enzimáticos (104), en el primero es capaz de clivar la Ang I y/o la Ang II y transformarla en Ang (1-9) y/o Ang (1-7), respectivamente. En un modelo transgénico KO para la ECA2, se observó un incremento en los niveles de Ang II y una función cardíaca deteriorada, tanto en condiciones basales, como cuando se inducía una sobrecarga de presión. En este modelo, bloquear la ECA logró revertir completamente el fenotipo de disfunción cardíaca de los ratones. Asimismo, la inhibición del RAT1 atenúa la respuesta hipertrófica observada en ratones KO para ECA2 (105; 106). Estos resultados sugieren un papel importante de la ECA2 para contrarrestar los efectos de la acumulación de Ang II. Por lo tanto, el balance entre ECA y ECA2 es crucial para controlar los niveles de Ang II (107). Si bien la Ang II es un sustrato fisiológico de ECA2 su afinidad es pobre en comparación con su unión al RAT1. Sin embargo, en condiciones en las que se inhiba la acción de la Ang II sobre el RAT1, la ECA 2 clivará eficientemente a la Ang II para tranformarla en Ang 1-7 (108). Otro mecanismo de formación de Ang 1-7 es mediante endopeptidasas: prolylendopeptidasa (EC3.4.21.26), endopeptidasa neutra 24.11 (neprilysin; EC 3.4.24.11), y una oligopeptidasa 24.15 (EC 3.4.24.15) (109; 110). El heptapéptido Ang 1-7, ejerce sus efectos mediante la activación del receptor Mas (Fig. 5) que es un receptor acoplado a proteína G originalmente descrito como un modulador de las vías de regulación del crecimiento implicados en los efectos oncogénicos y de alta expresión en los testículos, el hipotálamo y la amígdala (111; 112). En un estudio detallado de la función del receptor MAS, Kostenis et al. (113) demostraron que en células transfectadas con este receptor se antagonizan las acciones de Ang II sobre el receptor AT1, debido a la formación de un complejo de hetero-oligómeros. Además, ha sido identificado como una proteína de transducción de señales vasodilatadoras y antiproliferativas de Ang 1-7 (114; 115). Los mecanismos de señalización con que la Ang 1-7 antagoniza las acciones de la Ang II se encuentran bajo investigación, no obstante hay estudios que muestran una acción estimuladora del heptapéptido sobre la liberación de óxido nítrico (NO) y prostaglandinas vasodilatadoras (116; 117), así como, una potenciación de los efectos vasodilatadores y las acciones metabólicas de la bradicinina (118).

Finalmente, la Ang II puede ser clivada por otras aminopeptidasas circulantes, resultando en la formación de Ang III y Ang IV. La Ang III tiene efectos similares a Ang II, pero con menos potencia (119; 120). Por su parte

Ang IV, tiene efectos protectores e incrementa el flujo renal y cerebral (121; 122).

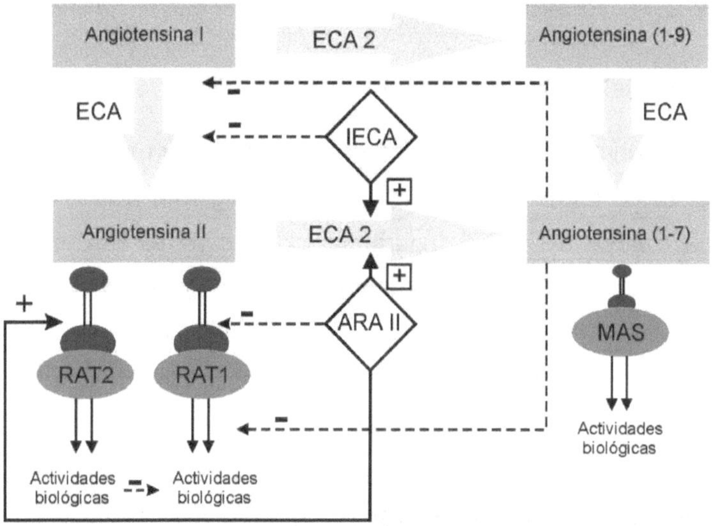

Figura 5. Esquema de la formación de angiotensina II y de angiotensina 1-7, y de sus principales efectos fisiológicos a través de sus receptores AT1, AT2 y MAS. Ver explicación en el texto. ECA: Enzima convertidora de angiotensina II; IECA: inhibidores de la ECA; ARA II: Bloqueantes del receptor AT1.

Sistema Renina-Angiotensina local

Uno de los más significativos avances en las últimas décadas fue el descubrimiento de los SRA locales. Los SRA locales están caracterizados por la presencia de componentes del SRA en el corazón (123), el riñón (124), el cerebro (125), el páncreas (126), así como, en el aparato reproductor (127), en el sistema linfático (128) y el tejido adiposo (129). El SRA local demostró tener diferentes efectos no relacionados con el SRA circulante, como lo es su actividad proinflamatoria, proliferativa y profibrótica. Asimismo, está vinculado a: generación de especies reactivas del O2, crecimiento celular, apoptosis, remodelamiento de la matriz extracelular y activación de diferentes mecanismos intracelulares que pueden llevar a la injuria tisular (130).

Efectos patológicos de la activación del SRA

Estudios experimentales realizados en cultivos celulares y en modelos animales, así como numerosos estudios clínicos sugieren que la Ang II a través de la activación del RAT1 genera patologías como la hipertensión, la hipertrofia cardiovascular, la fibrosis y la aterosclerosis resultando en eventos vasculares como el infarto de miocardio, la insuficiencia cardíaca y el accidente cerebro-vascular (131). Además, se ha mostrado que la activación del SRA local y de la Ang II participan de los procesos inflamatorios, incrementando la permeabilidad vascular, la expresión del factor de crecimiento del endotelio vascular (VEGF), la expresión de moléculas de adhesión tales como la selectina P y L, la molécula de adhesión vascular 1 (VCAM-1), la molécula de adhesión intercelular 1 (ICAM-1) y sus respectivos ligandos las integrinas (132). El incremento de la Ang II genera también disfunción endotelial mediante la activación de COX-2, la cual produce prostaglandinas vasoactivas y ROS (133).

En el contexto de las patologías autoimunitarias el SRA está involucrado en el desarrollo de esclerosis múltiple y encefalomielitis mediado por el perfil TH1/Th17 (134). Del mismo modo, se lo vinculó con patologías del sistema nervioso central tales como la enfermedad de Alzheimer y el Parkinson. En este sentido, se observó en homogenatos de tejidos cerebrales humanos post morten de pacientes con enfermedad de Parkinson que los niveles de ECA estaban incrementados (135). Asimismo, en la patogénesis del Parkinson está involucrada la activación del SRA cerebral (136) y el tratamiento con ARA II mostró tener efectos neuroprotectores en ratones con Parkinson probablemente debido a la reducción del daño por estrés oxidativo (137). Así también, el tratamiento combinado con IECA y ARA II muestra beneficios adicionales y reduce el riesgo de progresión de la enfermedad de Alzheimer o la demencia senil (138). Por último el SRA tiene una fuerte vinculación con el envejecimiento de los organismos, apartado que será desarrollado a continuación.

Envejecimiento

El proceso natural del envejecimiento se asocia con una progresiva modificación y una consecuente pérdida del correcto funcionamiento de los órganos. Estos cambios son comunes a todas las especies. En general, existe una correlación entre las alteraciones estructurales y funcionales asociadas al envejecimiento. En los mamíferos, los procesos degenerativos tales como la aterosclerosis, el desarrollo de las placas seniles en el cerebro y la sustitución de parénquima funcional por el tejido fibroconectivo en una variedad de órganos se consideran manifestaciones del envejecimiento (139). Los cambios dependientes de la edad, observados en el organismo, han sido atribuidos a procesos tales como: 1.- el aumento del estrés oxidativo; 2.- las dietas hipercalóricas; 3.- el incremento en la activación de alguno de los componentes del SRA; y 4.- la expresión y/o transcripción de moléculas y proteínas de señalización tales como klotho, sirtuinas, insulina/IGF, FOXO y las telomerasas entre otras.

Estrés oxidativo y envejecimiento

Harman en 1956 (9) propuso por primera vez “la teoría de los radicales libres de la vejez” para explicar el proceso de envejecimiento. Postula que la producción de ROS es un determinante importante en la esperanza de vida y se vincula a los caminos moleculares intracelulares más relacionados con los procesos de envejecimiento. De acuerdo con esta teoría las ROS contribuyen a varias patologías asociadas con el envejecimiento como la hipertensión arterial, las enfermedades cardiovasculares y el daño renal (7).

Dentro de las células, las ROS se producen en varios compartimentos y por múltiples enzimas, como la nicotinamida adenina dinucleótido fosfato (NADPH) oxidasa, las enzimas de la fosforilación oxidativa en la mitocondria y las ciclooxigenasas y la xantino oxidasa en el citoplasma. A pesar de que todas estas fuentes contribuyen al incremento en la carga oxidativa, las mitocondrias aportan la mayor parte de la generación de ROS como un subproducto de la transferencia de electrones durante la fosforilación oxidativa. Más específicamente, un exceso de electrones de los complejos I y III pueden ser transferidos directamente al O_2 para generar el anión superóxido (O^{2-}) que luego se convierte en peróxido de hidrógeno (H_2O_2). El H2O2 mitocondrial, dada su toxicidad se debe transformar rápidamente en compuestos menos peligrosos. La catalasa es una enzima que se encuentra en organismos vivos y cataliza la descomposición del H_2O_2 en oxígeno y agua.

Además, existen otros sistemas de enzimas que catalizan reacciones para neutralizar las ROS, estas enzimas incluyen: la superóxido dismutasa, la glutatión peroxidasa y la glutatión reductasa. Éstas forman los mecanismos endógenos de la defensa del cuerpo para proteger contra el daño celular inducido por ROS. Estas enzimas también requieren cofactores tales como selenio, hierro, cobre, cinc, y manganeso para tener actividad catalítica óptima (140). En caso contrario, el H_2O_2 puede difundir hacia el citosol y el núcleo para activar las señales sensibles a los cambios en el estrés oxidativo. Sin embargo, el H_2O_2 se puede reducir en la reacción de "Fenton" en un radical hidroxilo (OH^-), que es el compuesto más oxidante de las ROS. Los ácidos nucleicos mitocondriales, los lípidos y las proteínas tienen mayor riesgo de sufrir daño por las ROS. Este hecho ha llevado a postular una variante de la teoría de los radicales libres, la teoría del envejecimiento mitocondrial por radicales libres (141). La misma propone que las ROS mitocondriales atacan a los componentes de la mitocondria dañando el ADN mitocondrial (ADNmt) y generando disfunción mitocondrial. Luego se produce un círculo vicioso entre el aumento del daño mitocondrial y una mayor producción de ROS que causa la disminución funcional de las células, los órganos y los sistemas que conducen eventualmente a la muerte. Además, ha sido documentado un deterioro de la función mitocondrial en el envejecimiento, principalmente una disminución en la capacidad respiratoria mitocondrial (estado 3) debido a la disminución de la actividad de los complejos I y IV pero con poca afectación de los complejos II, III y V. Esta menor tasa de transferencia de los electrones mitocondriales, con la edad, también favorece a la producción del anión superóxido mitocondrial que conduce a una retroalimentación positiva entre la inhibición del complejo I, la producción mitocondrial de ROS, las mutaciónes del ADNmt y los daños de las proteínas (142).

El corazón posee una gran demanda metabólica y tiene un alto contenido de mitocondrias, por esta razón, es un órgano particularmente vulnerable al daño oxidativo mitocondrial. De hecho, la deficiencia energética mitocondrial ha sido ampliamente documentada en la insuficiencia cardíaca tanto en pacientes como en modelos de ratón (143). Los mecanismos pueden incluir una insuficiente biogénesis mitocondrial para satisfacer la demanda cada vez mayor del trabajo cardíaco (144) y el aumento de deleciones de ADNmt (21).

En el envejecimiento, se demostró que la frecuencia de mutaciones y deleciones puntuales del ADN mitocondrial aumentan ~3 veces en los corazones de ratones envejecidos en comparación con los corazones de adultos jóvenes (21). En este sentido, se han estudiado modelos de ratón con diferentes mutaciones del ADNmt que generan diversas patologías que afectan al corazón, riñón, hígado y pulmón y están fuertemente vinculadas al envejecimiento (145). Asimismo, en los seres humanos se ha descrito una acumulación de deleciones de ADNmt asociados con la edad en varios tejidos incluyendo el corazón (146). Además, se demostró en ratones que sobreexpresan la enzima catalasa mitocondrial que tienen una prolongación del 18% en la expectativa de vida, una mejora en la función sistólica y diastólica, así como, una disminución de la hipertrofia cardíaca (147).

Restricción Calórica

En el año 1935, Clive McCay et al. (148) mostraron en ratas que la restricción en la ingesta de alimentos incrementa significativamente la sobrevida. Desde entonces, la reducción de la ingesta de alimentos en un 30% a 50% por debajo de la ingesta *ad-libitum*, se utilizó para extender la expectativa de vida en ratas y diferentes cepas de ratones (149).

Además, la restricción alimenticia ha sido usada como modelo para extender la vida de especies no mamíferas como las levaduras (150) y la mosca de la fruta (151). A pesar de que aún no se ha establecido si la restricción de alimentos extiende la vida útil de los primates, la evidencia sugiere que la misma disminuye los factores de riesgo para la aparición de enfermedades asociadas con la edad en los monos *rhesus* (152) y en los seres humanos (153).

McCay et al. (154) avanzando con sus estudios en el año 1939 publicaron que la disminución de la ingesta de calorías sin reducir la ingesta de proteínas, vitaminas y minerales extendió la expectativa de vida de las ratas y concluyó que la "restricción calórica" es el factor dietético responsable del fenómeno observado. En la década de 1980, se utilizaron dietas semisintéticas para explorar el papel de la restricción de los distintos componentes de la dieta en su acción de prolongar la vida. En este sentido, se encontró que el incremento en la sobrevida inducida por la restricción alimenticia no se debió a la restricción en las vitaminas (155), los minerales (156), la grasa (156) o las proteínas (157).

Estos estudios confirman la conclusión de McCay de que la reducción del consumo de energía es la que subyace en la extensión de la expectativa de vida, por consiguiente, la restricción calórica (RC) se convirtió en un término ampliamente utilizado para explicar este fenómeno.

Sin embargo, para dilucidar los mecanismos subyacentes de los efectos antienvejecimiento de la RC, estudios recientes investigaron los efectos de la RC en diferentes cepas de animales. Así Liao (158) y Rikke (159) en el año 2010 estudiaron un conjunto de 42 tipos de ratones generados por el cruce genético de diferentes cepas y examinaron su sobrevida bajo dietas en condiciones de RC y comida *ad libitum*. Aunque la RC aumentó significativamente la esperanza de vida en nueve cepas de hembras, en cuatro cepas la redujo significativamente y no tuvo efecto significativo en 29 cepas, lo que sugiere que los antecedentes genéticos afectan la capacidad de la RC para modificar la sobrevida. Esta interacción entre genes y medio ambiente no es de extrañar, ni tampoco la constatación de que la RC actúa sólo en ciertos perfiles genéticos y esto contradice la observación generalizada de que la RC por lo general extiende la vida útil de las especies.

La media de la esperanza de vida en animales con RC no mostró una correlación significativa con la expectativa de vida en la dieta ad libitum, lo que sugiere que los genes modulan la esperanza de vida de manera diferente en cada condición experimental.

Sistema Renina Angiotensina y envejecimiento

El SRA y en particular la Ang II contribuyen al daño inducido por el estrés oxidativo (Fig. 6) mediante la generación de productos derivados del óxido nítrico (NO) y de la NADPH oxidasa que se encuentran en el citoplasma de células endoteliales, en células del músculo liso vascular, en fibroblastos y en las células epiteliales tubulares renales (11; 160). La interacción entre el NO y el anión superóxido genera peroxinitrito, un anión citotóxico que inhibe el transporte de electrones mitocondrial, ataca al ADN y altera las proteínas celulares dando lugar a daños por estrés oxidativo (161). Además, la Ang II puede inducir el desacople de la óxido nítrico sintasa endotelial (eNOS) intercambiando la producción de NO por la de aniones superóxido (162). Por lo tanto las vías de señalización de la Ang II se encuentran ligadas fuertemente a los fenómenos involucrados en el envejecimiento. En este sentido, Basso y col. demostraron que la intervención farmacológica con IECA o ARA II, desde el destete, incrementó la expectativa de vida en un 17% aproximadamente respecto de los animales no tratados (7), disminuyó la presión arterial, mejoró la capacidad cognitiva y disminuyó la fibrosis tisular (29).

A su vez, se observó protección vascular asociada con un incremento importante en la actividad de la NADPH-diaforasa marcador de la óxido nítrico sintasa (NOS) en el endotelio arterial (33; 163). La actividad de esta enzima disminuyó con la edad manteniéndose la diferencia entre los animales controles y los tratados. Por otra parte, ambos tratamientos aumentaron la actividad de NOS a nivel mitocondrial (7; 163). Datos no publicados muestran que la estructura mitocondrial estuvo mejor conservada en los corazones de los animales seniles tratados que en los controles (33). La pérdida en la capacidad de vasodilatación de las arterias coronarias y la disminución en la tolerancia al ejercicio se observó en ratas envejecidas, donde el tratamiento con ARA II mejoró el perfil metabólico y la función renal (36). Asimismo, en ratas espontáneamente hipertensas, la inhibición del RAS fue capaz de revertir la hipertrofia miocárdica, relacionada con la edad avanzada y la fibrosis, atenuando el daño producido por el envejecimiento y el estrés oxidativo, mediado por Ang II (164).

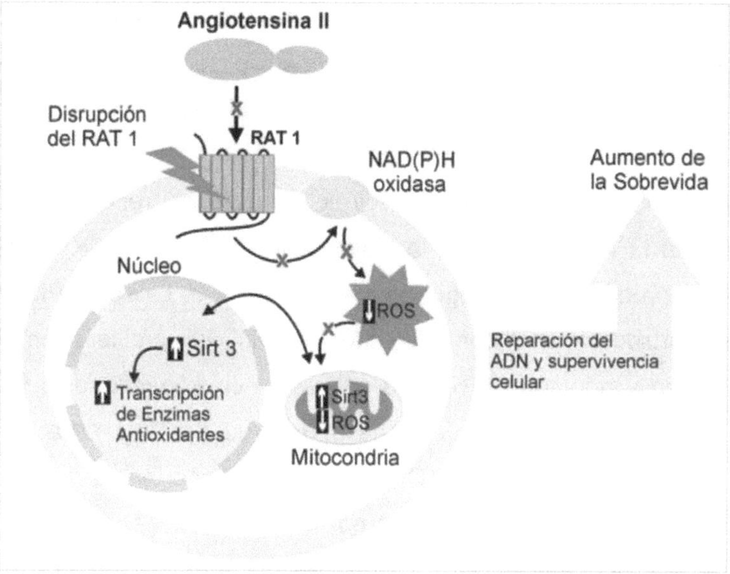

Figura 6. Esquema de la participación de la angiotensina II y del receptor AT1 en el daño producido por el estrés oxidativo durante el envejecimiento. Ver explicación en el texto. RAT1: receptor AT1; ROS: especies reactivas del oxígeno, Sirt3: Sirtuinas, proteínas deacetilasas dependientes de nicotinamida adenina dinucleótido (NAD).

Insulina/IGF, Sirtuinas, Klotho, FOXO y Telomerasas

Evidencia experimental sugiere un fuerte vínculo entre los sistemas hormonales, particularmente la vía del receptor de insulina y el SRA cardíaco (165). En este sentido, la familia de factores de crecimiento GF que incluyen al factor de crecimiento similar a la insulina tipo I (IGF-I), la hormona de crecimiento (GH), la insulina y el IGF-II, participan activamente de distintos fenómenos fisiológicos y patológicos (166). El receptor de IGF-I está presente en la mayoría de los tipos celulares del organismo y juega un papel vital en la regulación del crecimiento y la proliferación celular. Existe evidencia experimental que sugiere que la alteración en la señalización del IGF-I extiende la vida útil de algunas especies animales (165). Sin embargo, en ciertos modelos transgénicos heterocigotos, la relativa deficiencia de IGF-I incrementa la supervivencia, mientras que la pérdida completa del IGF-I en animales knockout homocigotos es incompatible con la vida. Esto sugiere que puede haber una concentración óptima y específica para el eje de IGF-I, que co-determina la supervivencia (165).

Tanto la insulina como el IGF actúan a través del receptor de insulina que estimula la fosforilacion de la fosfoinositol 3 kinasa (PI3K) y en última instancia la producción del segundo mensajero PIP3. La señal PI3K es una vía de transducción importante que regula la proliferación celular, diferenciación y apoptosis (167). La activación constitutiva de la vía PI3K, lleva a la activación de proteína kinasa B o Akt (PKB/Akt). La familia de factores de la transcripción FOXO son sustratos importantes de la proteína Akt y de la proteína kinasa activada por glucocorticoides y el suero (SGK) que transmiten las señales PI3K a los genes diana (168; 169). Los genes de la familia FOXO tienen importantes funciones, entre las que se destacan detener el ciclo celular, disminuir la apoptosis, el estrés celular, incrementar la longevidad y reparar el ADN, esto los hace candidatos atractivos como supresores tumorales (168). Además la pérdida de la función FOXO puede conducir a la proliferación celular descontrolada.

Otras proteínas fuertemente vinculadas al envejecimiento son las sirtuinas (Sirt). Las sirtuinas son proteínas deacetilasas dependientes de nicotinamida adenina dinucleótido (NAD) que se encargan de la conservación de la Escherichia coli y en los seres humanos están asociadas con la regulación del ciclo de longevidad, la regulación de la mitocondria, del ciclo celular, la apoptosis y la reparación de daños en el ADN (170). Además, distintos autores mostraron que la restricción calórica prolonga la vida útil a través de un aumento de las sirtuinas (31; 170). Asimismo, en roedores y humanos el incremento en los niveles de Sir2, que es un homólogo de SIRT1, provoca cambios favorables en el metabolismo y la tolerancia al estrés (171). Las sirtuinas también participan en la prolongación de la supervivencia inducida por el resveratrol (172) que es una pequeña molécula que se encuentra en el vino tinto, activa a SIRT1 e imita el efecto de la restricción calórica en el envejecimiento. El efecto del resveratrol sobre la sobrevida se asocia con mayor número de mitocondrias y depende de la mayor regulación de Sir2 (173). Por otra parte, el resveratrol a través de SIRT1 disminuye los receptores AT1 en cultivos de células de músculo liso vascular de la aorta del ratón, lo que implica que la inhibición del RAT1 contribuye a la longevidad inducida por el resveratrol (174).

Un avance importante en el estudio del envejecimiento fue el de Kuro-o et al., en el año 1997, que describe la obtención de un ratón mutado con pérdida de la función en el gen Klotho. El gen Klotho codifica una proteína transmembrana y se expresa principalmente en el riñón (175). Un defecto en la expresión de Klotho en ratones conduce a un síndrome parecido al envejecimiento (175), mientras que su sobreexpresión en ratones extiende la expectativa de vida (176). La proteína Klotho se compone de un gran dominio extracelular (130 kD), un dominio transmembrana y un dominio intracelular muy corto (10 aminoácidos). El dominio extracelular tiene homología a la familia de las glucosidasas y está sujeta a un ectodominio. Como resultado, el dominio extracelular entero se libera en el espacio extracelular y es detectable en sangre, orina y líquido cefalorraquídeo (176; 177). Por lo tanto, la proteína Klotho existe en dos formas: una ligada a la membrana y la otra libre en el espacio extracelular (178). En la membrana Klotho funciona como receptor de una hormona que regula la excreción de fosfatos y la síntesis de vitamina D activa en el riñón (179; 180). Una vez secretado Klotho funciona como un factor humoral con actividades pleiotrópicas, incluyendo la supresión de la señalización del factor de crecimiento IGF y la supresión del estrés oxidativo (181; 182).

Los telómeros son una estructura formada por un tipo especial de ácido desoxirribonucleico (ADN) y se los ha postulado como un reloj biológico universal que se acorta en forma paralela con el envejecimiento de las células. El término telómero proviene del griego telos que significa "final" y meros que significa "parte". La existencia de estas partes finales de los cromosomas fue sugerida por primera vez en 1938 por Muller (183).

Los telómeros se encuentran en el extremo de los cromosomas y se componen de una secuencia repetitiva de nucleótidos de diferente longitud, que van desde unos pocos cientos de pares de base en la levadura, hasta varios kilos de pares de bases en los vertebrados. Los telómeros están asociados con las proteínas shelterin y forman un complejo encargado de proteger el ADN. El término "problema ocurrido al final de la replicación" hace referencia a que los cromosomas no pueden replicar sus extremos, con lo cual, los telómeros se acortan con cada ciclo mitótico que resulta en el acortamiento del telómero durante el envejecimiento. Cuando los telómeros alcanzan una longitud crítica, la célula no se someterá a más divisiones celulares y se vuelven seniles o presentan alguna disfunción. En este sentido, el acortamiento de los telómeros no sólo se relacionó con el envejecimiento sino también con varias enfermedades asociadas a la vejez como la tumorogénesis, la enfermedad coronaria y la insuficiencia cardíaca entre otras.

Si bien la similitud de la secuencia se mantiene constante, la longitud de los telómeros es muy variable entre las especies, dentro de las especies, dentro de un organismo e incluso entre los cromosomas (184). En los telómeros humanos se estima que la longitud del telómero se acorta 30-150 pares de bases (b) por repetición de ciclo en los fibroblastos y linfocitos (185; 186). Existe una enorme variación en la longitud de los telómeros en los seres humanos. En este sentido, las mujeres tienen telómeros más largos que los hombres y en los afro-americanos en general los telómeros son más largos que entre los estadounidenses blancos (187). En los seres humanos, la longitud de los telómeros se mide en los leucocitos para evaluar el envejecimiento y diversas patologías entre ellas podemos mencionar a la Disqueratosis Congénita, Síndrome de Werner y Anemia de Fanconi (188). La longitud de los telómeros de leucocitos, obviamente, tiene la ventaja de ser relativamente fácil de obtener y de procesar. La longitud de los telómeros en los leucocitos es muy variable entre individuos y disminuye a lo largo de la vida (189). Las principales desventajas del uso de la longitud de los telómeros en los leucocitos es que son una medida del estado de actividad del sistema inmunológico y podrían aumentar en patologías inflamatorias. La mayoría de las investigaciones en animales sobre los telómeros se ha realizado en roedores, especialmente con ratones consanguíneos y especies de ratas que tienen longitud de los telómeros muy variable. En ratas los telómeros son relativamente largos y varían entre 20 y 100 kb de longitud, en cambio en ratones son más largos aún, más variables y se extienden hasta 150 kb (190; 191).

Asimismo, hay trabajos que muestran que ratones que poseen telómeros más largos, no necesariamente tienen una expectativa de vida mayor, con lo cual, es necesario profundizar aún más en estos conceptos. Por otro lado, es conocida la vinculación del SRA con el envejecimiento y el aumento en la producción de ROS. En coincidencia con esto, un estudio reciente *in-vitro* demostró que la producción de ROS inducida por la Ang II a través del RAT1 llevó a daño del ADN y en consecuencia a un envejecimiento acelerado de las células del músculo liso vascular (192). La senescencia celular secundaria a la producción de ROS puede ser mediada por dos mecanismos diferentes de daños en el ADN: una vía independiente de los telómeros a través de la inducción de estrés generado por la senescencia prematura (SIPS) y un mecanismo dependiente de los telómeros a través de un acelerado desgaste de los mismos. Esta hipótesis ha sido confirmada y los datos muestran que el daño del ADN está correlacionado con la producción de ROS mediada por la activación del RAT1 que promovió la detención del ciclo celular y aceleró marcadamente el ritmo de pérdida de los telómeros, asociado con una reducida proliferación celular y senescencia prematura de las células (192).

Modelos Transgénicos

El desarrollo de tecnologías orientadas a modificar la estructura y el funcionamiento de los genes en animales, específicamente en ratones, ha proporcionado una nueva comprensión de la función de los genes del SRA en la regulación de la presión arterial, la homeostasis de fluidos corporales y el desarrollo fetal. En este sentido, se generaron diferentes tipos de ratones transgénicos con sobreexpresión o disrupción de alguno de los componentes del SRA. Se ha estudiado un modelo interesante, ratones incapaces de generar Ang II debido a la mutación específica en el angiotensinógeno (AGT - / -) o en la enzima convertidora de angiotensina (ECA - / -) (193), los animales tenían un fenotipo patológico caracterizado por: disminución de la supervivencia, presión arterial baja, y morfología renal anormal. Un fenotipo similar se observó en ratones que carecen de ambos tipos de RAT1 (AT1A - / - AT1B - / -) (194). Por lo contrario, también en ratones, la interrupción del gen que codifica para el RAT1A no causa mortalidad ni muestra el fenotipo descrito anteriormente. En este sentido, Benigni et al (195) publicaron que ratones *knockout* para el receptor AT1A viven un 26% más que los controles, tienen menos lesiones escleróticas en la arteria aorta y menor daño cardíaco con el envejecimiento.

Asimismo, revelaron que el incremento en la sobrevida estuvo vinculado a la mayor presencia de genes de supervivencia como lo son el nicotinamida fosforibosiltranferasa (Nampt) y Sirt 3 pero no Sirt 1. Por otra parte, en el mismo trabajo, demostraron que el tratamiento con ARA II pudo bloquear la disminución de estos genes de supervivencia generada por la Ang II.

Otro modelo transgénico es el que utiliza la proteína de la cadena pesada de β-miosina para lograr que una determinada proteína tenga expresión cardíaca especifica. Al respecto, diversos autores generaron ratones transgénicos con sobreexpresión cardíaca especifica del RAT1. Hein et al (196) en el año 1997 probaron que ratones con sobreexpresión de

RAT1 presentaban una mortalidad total de los animales a las 3 semanas de vida con un fenotipo cardíaco de hipertrofia ventricular y un trastorno de la conducción aurículo ventricular con bradicardia y aumento del intervalo PR. Por otro lado, Paradis et al. (197) en un modelo similar demostraron que el aumento del RAT1 generó muerte súbita de los ratones a partir del día 80 de vida con características clínicopatológicas de insuficiencia cardíaca. Conforme a estos hallazgos en un modelo de sobreexpresión cardíaca de ECA se observó que los animales exhibían trastornos electrocardiográficos compatibles con bloqueo aurículo-ventricular y muerte súbita. La misma comenzaba a los 40 días de vida aproximadamente y a los 150 días la mortalidad era mayor al 80%, con una distribución uniforme a lo largo de la vida (198). Siguiendo estos lineamientos, Sadoshima et al (86) encontraron que la sobreexpresión cardíaca del RAT1 en ratones produce un incremento en la hipertrofia ventricular y bloqueo aurículo ventricular de 2º grado, sin embargo, no documentaron la mortalidad de los animales.

En resumen, el SRA sistémico y local tiene un rol importante en la fisiopatología de distintas enfermedades y fundamentalmente su activación acelera los procesos del envejecimiento.

Hipótesis y Objetivos

Objetivo General

Estudiar la expectativa de vida, las alteraciones cardíacas y los cambios en la función ventricular izquierda vinculados con el proceso de envejecimiento en un modelo de ratones transgénicos con sobreexpresión cardíaca específica del RAT1 de angiotensina II.

Hipótesis y objetivos específicos:

Hipótesis 1: Los ratones Tg presentan sobreexpresión cardíaca específica del RAT1 y además la transgenicidad se encuentra ligada a un gen marcador de color marrón del pelo de los ratones.

Para analizar esta hipótesis, se cuantificó la expresión cardíaca del RAT1 en los ratones que eran de color marrón.

Hipótesis 2: La sobreexpresión cardíaca específica del RAT1 en ratones disminuye la expectativa de vida.

Para estudiar esta hipótesis, se construyó una curva de Kaplan-Meier y se estudió la sobrevida de los animales.

Hipótesis 3: La sobreexpresión cardíaca específica del RAT1 en ratones induce muerte súbita asociada a arritmias cardíacas en etapas tempranas de la vida.

Para investigar esta hipótesis, se construyó una curva de Kaplan-Meier acotada a 120 días para evaluar detalladamente la mortalidad en este periodo y se realizaron electrocardiogramas de superficie en los ratones de 60 días de vida, para detectar la presencia de arritmias.

Hipótesis 4: La sobreexpresión cardíaca específica del RAT1 en ratones induce hipertrofia ventricular izquierda.

Para evaluar esta hipótesis, se determinó la hipertrofia cardíaca con el uso de técnicas morfométricas en los ratones a los 60 días de vida.

Hipótesis 5: La sobreexpresión cardíaca específica del RAT1 en ratones induce disfunción ventricular izquierda en etapas tempranas de la vida.

Para examinar esta hipótesis, se analizó la función ventricular izquierda *in vivo* e *in vitro* en los ratones a los 60 días de vida.

Hipótesis 6: La sobreexpresión cardíaca específica del RAT1 en ratones induce muerte súbita, disfunción e hipertrofia ventricular izquierda que puede ser revertida por el tratamiento con Losartan en etapas tempranas de la vida.

Para comprobar esta hipótesis se administró Losartan a los ratones entre los 30 y los 60 días de vida y se analizó el comportamiento de las variables citadas anteriormente.

Hipótesis 7: La sobreexpresión cardíaca específica del RAT1 en ratones induce disfunción ventricular izquierda asociada a cambios en la expresión y fosforilación de la proteína PKCα.

Para indagar esta hipótesis se analizó la expresión y fosforilación de la proteína PKCα y se la vinculó con los hallazgos obtenidos en el análisis de variables.

Hipótesis 8: La sobreexpresión cardíaca específica del RAT1 en ratones modifica el peso corporal y la ingesta de agua en animales envejecidos.

Para examinar esta hipótesis se analizó el peso de los animales y la ingesta de agua en distintas etapas de la vida.

Hipótesis 9: La sobreexpresión cardíaca específica del RAT1 en ratones genera hipertrofia miocárdica que se exacerba con el envejecimiento.

Para investigar esta hipótesis, se realizó la autopsia y se evaluó la hipertrofia cardíaca mediante técnicas histológicas y morfométricas en los ratones a los 6, 12 y 18 meses de vida.

Hipótesis 10: La sobreexpresión cardíaca específica del RAT1 en ratones genera disfunción ventricular izquierda que se exacerba con el envejecimiento.

Para establecer esta hipótesis, se evaluó la función ventricular izquierda *in vivo* en los ratones a los 6, 12 y 18 meses de vida.

Hipótesis 11: La sobreexpresión cardíaca específica del RAT1 en ratones envejecidos disminuye la capacidad de repuesta miocárdica al estímulo β adrenérgico.

Para analizar esta hipótesis se evaluó la función ventricular izquierda *in vivo*, posteriormente se administró isoproterenol en los ratones de 18 meses de vida.

Materiales y Métodos

Modelo Transgénico

Los animales originales utilizados en el presente estudio fueron donados gentilmente por el Dr. Junichi Sadoshima del Departamento de Biología y Medicina Molecular de la Facultad de Medicina y Odontología de la Universidad de New Jersey, USA y fueron reproducidos en el bioterio de la Facultad de veterinaria de la UBA. El modelo transgénico con sobreexpresión cardíaca específica del RAT1 se generó utilizando como base la cepa de ratones FVB. Se utilizó el promotor de cadena pesada de α-miosina para lograr la expresión cardíaca específica como fue previamente descrito (86). Los ratones se mantuvieron en condiciones de períodos luz/oscuridad de 12 hs y temperatura constante de 20-22ºC. El alimento y el agua estuvieron disponibles libremente. Se utilizaron solamente ratones machos y se dividieron en 2 grupos experimentales. En el primer grupo se incluyeron ratones no transgénicos (NTg, grupo control). En el segundo grupo, se incluyeron ratones transgénicos con sobreexpresión especifica cardíaca del receptor AT1 de Ang II (Tg). Los experimentos fueron aprobados por el Comité de Cuidado de Animales de Investigación de la Universidad de Buenos Aires (Res. (CD) Nº 959/2012), y esta investigación se ajustó a las normativas de la Guía de la *American Physiological Society* para el cuidado y el uso de Animales de Laboratorio publicado por el US *National Institutes of Health* (NIH publication no. 85-23, revised 1996).

Electrocardiograma

Los animales se anestesiaron con una mezcla de Ketamina (100 mg.kg-1)-Xilazina (2,5 mg.kg-1). Seguidamente se los colocó en una almohadilla térmica para mantener la temperatura del animal. Se realizó un electrocardiograma de superficie de 6 derivaciones. Con este fin se colocaron 4 electrodos subcutáneos, compuestos por agujas 27G que se ubicaron en las cuatro extremidades de los ratones y se fijaron con cinta adhesiva. Los electrodos se conectaron a un aparato de registro electrocardiográfico TEMIS® (TM-300) conectado a un computador con un programa específico para el análisis de los datos (EasyG). Los canales del electrocardiograma se fijaron a 0,1 mV/cm y el registro avanzó a una velocidad de 50 mseg, además se utilizaron filtros entre 10 y 100 Hz para conseguir un registro estable. Se estudió el trazado electrocardiográfico (Fig.7) en DI y se midió la duración de la onda P (mseg), del intervalo PQ (mseg), del complejo QRS (mseg) y del intervalo QT (mseg), además se calculó la frecuencia cardíaca (FC, lat/min).

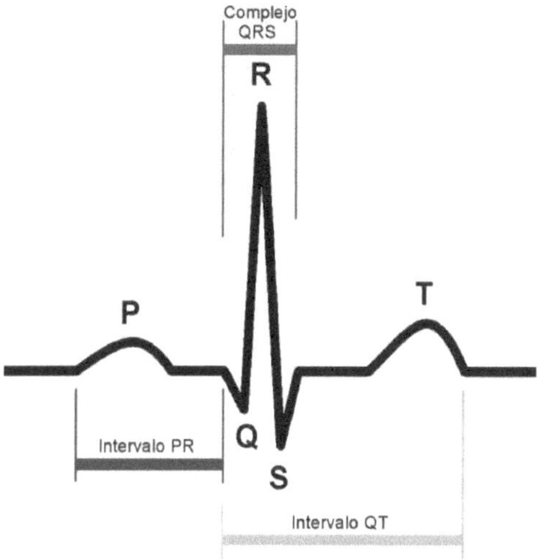

Figura 7. Esquema representativo de un trazado electrocardiográfico típico. La duración de cada onda y segmento se realiza en mseg.

Función Ventricular *In vivo*

Con los animales aun anestesiados se procedió a la disección de la vena yugular izquierda donde se insertó un catéter de silastic (1 French) para la administración endovenosa de drogas. Posteriormente, se disecó la arteria carótida derecha, donde se colocó un catéter con transductor en la punta (Millar® 1,4 French). Dicho catéter, se avanzó hasta el ventrículo izquierdo con el objeto de medir la función ventricular izquierda (FVI, Fig. 8). Se midió la presión sistólica del ventrículo izquierdo (PS, mmHg), la presión diastólica final del VI (PDF, mmHg). Además, se calculó la frecuencia cardíaca (FC, lat/min), la derivada positiva y negativa de la presión ventricular izquierda ($\pm dP/dt_{max}$, mmHg/seg) y el tiempo que tarda en caer la presión ventricular hasta el 50% del valor que tenía al momento de la $-dP/dt_{max}$ ($t_{1/2}$, mseg).

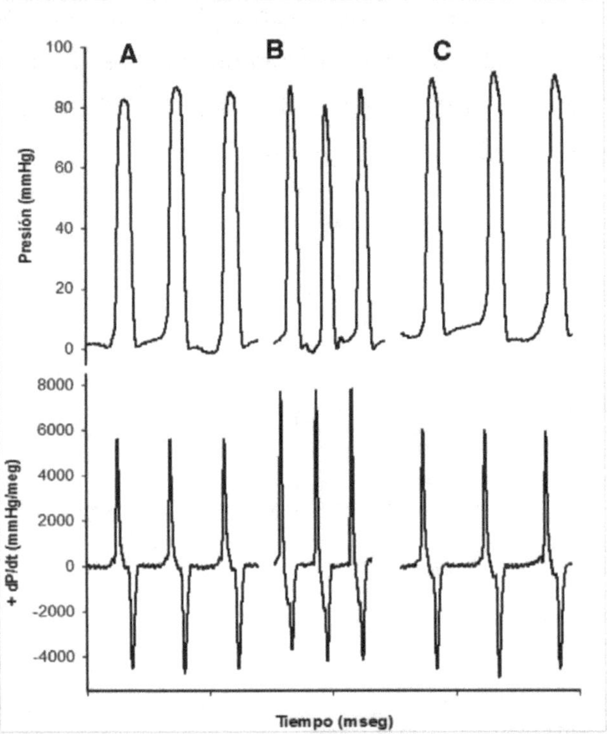

Figura 8. Muestra un registro de FVI. Donde podemos observar curvas de presión ventricular y de $\pm dP/dt_{max}$ en: A: condición basal, B: con isoproterenol (56 ng/Kg), y C: 5 minutos posteriores a su recuperación y el retorno a sus valores basales.

Con el fin de evaluar el comportamiento cardíaco frente a un estímulo estresante, se administró isoproterenol y se consideró el máximo valor alcanzado por la $+dP/dt_{max}$ y el mínimo valor del $t_{1/2}$, obtenidos durante la medición de la función ventricular izquierda (199).

Función Ventricular *In vitro*

Se utilizaron ratones NTg y Tg para realizar este estudio. Se registró el peso corporal de los animales (PC, g). Los ratones se anestesiaron con una mezcla de pentobarbital sódico (150 mg/kg) y heparina (500 IU/kg) que se administró por vía intraperitoneal. Una vez anestesiados, se disecó la arteria aorta ascendente y fue inmediatamente canulada mediante una cánula 21G. Posteriormente, se extrajo el corazón y se lo montó en un sistema de perfusión según la técnica de Langendorff (200) con solución de Krebs–Henseleit que fue burbujeada continuamente con una mezcla de gas carbógeno, para mantener la solución oxigenada y a un pH fisiológico. Además, se midió el flujo coronario que fue controlado con una bomba peristáltica y se reguló para conseguir una presión de perfusión (PPC) cercana a 80 mmHg para luego mantenerla constante. En la base de las aurículas se colocaron 2 electrodos conectados a un marcapaso para mantener una frecuencia cardíaca constante de 450 lat/min durante todo el experimento. Para medir la presión intraventricular izquierda se colocó en dicho ventrículo un balón de látex conectado por un tubo de polietileno a un traductor de presión. La presión ventricular izquierda y la PPC se registraron en tiempo real usando un ordenador con un hardware de adquisición de datos. La presión desarrollada del ventrículo izquierdo (PDVI) se calculó como la diferencia entre la presión sistólica máxima y la presión diastólica final del ventrículo izquierdo (PS - PDF= PDVI). Finalmente, se calculó el $t_{1/2}$ para evaluar la relajación isovolúmica.

Autopsia y Macroscopía

Los animales fueron sacrificados con una sobredosis de Tiopental sódico intraperitoneal. Posteriormente, se extrajo el bloque cardiopulmonar de la caja torácica y se separaron el pulmón (P, mg) y el corazón (Cz, mg) para ser pesados en una balanza digital. A continuación, se disecaron ambas aurículas (AD, AI, mg) y el ventrículo derecho e izquierdo (VD, VI, mg) para ser pesados por separado. Se disecaron el hígado (H, mg) y los riñones (RI, RD, mg) y se midió la longitud de la tibia (LT, mm), este último valor se utilizó como parámetro de crecimiento de los animales. Se calculó la relación entre el peso de cada órgano y/o de cada cámara cardiaca dividiendo el valor del peso de cada uno por el valor del PC o la LT. Los resultados se expresaron como mg/g y mg/mm respectivamente (201). La adquisición de las imágenes se realizó mediante un microscopio óptico y otro de fluorescencia con una cámara digital acoplada (Olympus, Modelo CX 31TSF). Las imágenes obtenidas se analizaron utilizando un software específico para el análisis digital de las imágenes (ImagePro Plus 6.0).

Western Blotting

Los corazones fueron homogeneizados a 4ºC en una solución buffer conteniendo Tritón al 1% junto con 10 µl de una mezcla de inhibidor de fosfatasas e inhibidor de proteasas (78440; Thermo Scientific, Rockford, IL, USA). Los homogenatos de tejido fueron centrifugados a 100,000 xg por 1 h a 4ºC para eliminar el material insoluble y la concentración de proteínas del sobrenadante fue medida con el método del ácido bicinconínico (202). Para evaluar la proteína PKCα se utilizaron geles al 10% (P/V). Posteriormente las proteínas se transfirieron desde el gel a una membrana de "polyvinylidene fluoride" (PVDF). Cuando se investigó la abundancia relativa de PKCα (cabra, catálogo: sc-12356, Santa Cruz Biotechnology) las membranas se incubaron durante toda la noche a 4℃ con el anticuerpo policlonal anti-PKCα. Cuando se investigó la fosforilación de PKCα (cabra, catálogo: sc-12356, Santa Cruz Biotechnology) las membranas se incubaron durante toda la noche a 4ºC con un anticuerpo anti-fosfo-PKCα.

La interacción entre el anticuerpo marcado y los anticuerpos específicos contra la proteína de interés se detectó mediante una reacción de quimioluminiscencia utilizando el reactivo ECL-PLUS de GE Healthcare Bio-Sciences. La intensidad de las bandas específicas se cuantificó por densitometría óptica, utilizando el programa Gel-Pro Analyzer 4.1 (Media Cybernetics, Maryland, EE.UU.), como fue descrito previamente (203).

Protocolo experimental

1. Con el fin de confirmar la sobrexpresión cardíaca del RAT1 en los ratones Tg se analizó la misma en ambos grupos experimentales NTg (blancos) y Tg (Marrones), mediante la técnica de Western blot.

2. Para evaluar la expectativa de vida de los ratones se construyó una curva de Kaplan-Meier y se estudió la sobrevida de los animales en el transcurso de cada tiempo del protocolo experimental, además se separó un grupo de animales Tg y otro de sus respectivos controles NTg para dejarlos morir espontáneamente y registrar el tiempo de supervivencia de cada uno.

3. Para cumplir con el tercer objetivo específico y demostrar la hipótesis planteada se evaluó la curva de Kaplan-Meier de los ratones Tg y NTg a los 120 días de vida para comprobar la posible aparición de muerte súbita temprana. Los hallazgos en dicho análisis y la aparición de mortalidad temprana en los ratones Tg definió el análisis de los siguientes 3 grupos experimentales: Tg tratados con Losartan (Tg-L 30d) en el agua de bebida en dosis creciente: 10, 30 o 50 mg/kg/día durante 30 días empezando el día 30 de vida, para establecer la dosis que lograba revertir la muerte súbita temprana.

Por otro lado, para demostrar si la muerte súbita de los ratones se asoció a la aparición de arritmias cardíacas entre ambos modelos NTg y Tg se realizaron electrocardiogramas de superficie a los 60 días de vida, además, se administró LOS 50 mg/kg/día al grupo Tg (Tg-L) para estudiar las modificaciones electrocardiográficas producidas por el tratamiento.

4. Para cumplir con el cuarto objetivo específico se realizó un corte experimental a los 60 días de vida y se evaluó la hipertrofia cardíaca con el uso de técnicas morfométricas.

Por otra parte, dado que revertir la hipertrofia cardíaca en los animales tratados podría explicar una mejoría en la función cardiaca, con el fin de independizarnos de esta variable se analizó un grupo adicional de ratones Tg-L 7d, donde los animales recibieron LOS 50 mg/kg/día durante 7 días.

5. Para establecer la existencia de disfunción ventricular izquierda en el grupo Tg, se comparó la función ventricular in vivo e in vitro en ambos grupos. Además, se utilizó el grupo Tg-L 30d eligiendo la dosis de LOS de 50 mg/kg/día durante 30 días para estudiar el efecto del tratamiento sobre la FVI. Para investigar si la función ventricular no se modifica en ratones controles tratados, se estudió un grupo de ratones NTg tratados con LOS (50 mg/kg/día) durante 30 días (NTg-L) y se utilizó esta dosis para los estudios concomitantes.

6. Para averiguar si las variables funcionales (in vivo e in vitro) y macroscópicas medidas, podían modificarse por el tratamiento con LOS, se analizó cada variable en el grupo tratado con LOS 50 mg/kg/día durante 7 días.

7. Para evaluar la séptima hipótesis, se examinó la expresión y fosforilación de la proteína PKCα que está involucrada en las vías intracelulares del RAT1 y se la vinculó con los hallazgos obtenidos con el análisis de variables medidas en la FVI.

8. Para comparar la evolución del peso corporal y la ingesta de agua, los animales fueron pesados y se controló la cantidad de agua que bebían durante todo el estudio. El peso de los animales se registró con una balanza digital y se determinó el peso promedio de cada grupo; la ingesta de agua se controló calculando la diferencia entre el peso de la mamadera previo y

posterior a la ingesta líquida de los animales dos veces por semana y se expresó la ingesta de líquido por 10 g de ratón/día en cada grupo experimental.

9. Para observar el proceso de envejecimiento utilizamos ratones NTg y Tg. Se estudiaron edades diferentes: 6, 12 y 18 meses de vida que corresponderían a animales jóvenes, adultos y presenescentes, respectivamente. En cada etapa se realizó la autopsia de los animales y se evaluó la hipertrofia cardíaca mediante técnicas histológicas y morfométricas.

10. Para averiguar si los ratones Tg presentan disfunción ventricular izquierda y la misma se exacerba con el envejecimiento, respecto de su grupo control NTg, se evaluó la función ventricular izquierda in vivo en los ratones a los 6, 12 y 18 meses de vida. Además, se analizó la capacidad de reserva contráctil y reserva de la relajación miocárdica utilizando un estimulante β adrenérgico a los 18 meses de vida.

Estadística

Los datos estadísticos fueron analizados empleando un programa para la realización de gráficos y test estadísticos (graphpad prism 5). Se realizó un test de Anova de una sola vía seguido de un test post-hoc Newman-Keuls. Para el análisis de la curva de Klapan-Meier se realizó el test estadístico no paramétrico del Log-Rank. Los datos son expresados como media ± error estándar. Se consideró una diferencia significativa con un valor de $p<0.05$.

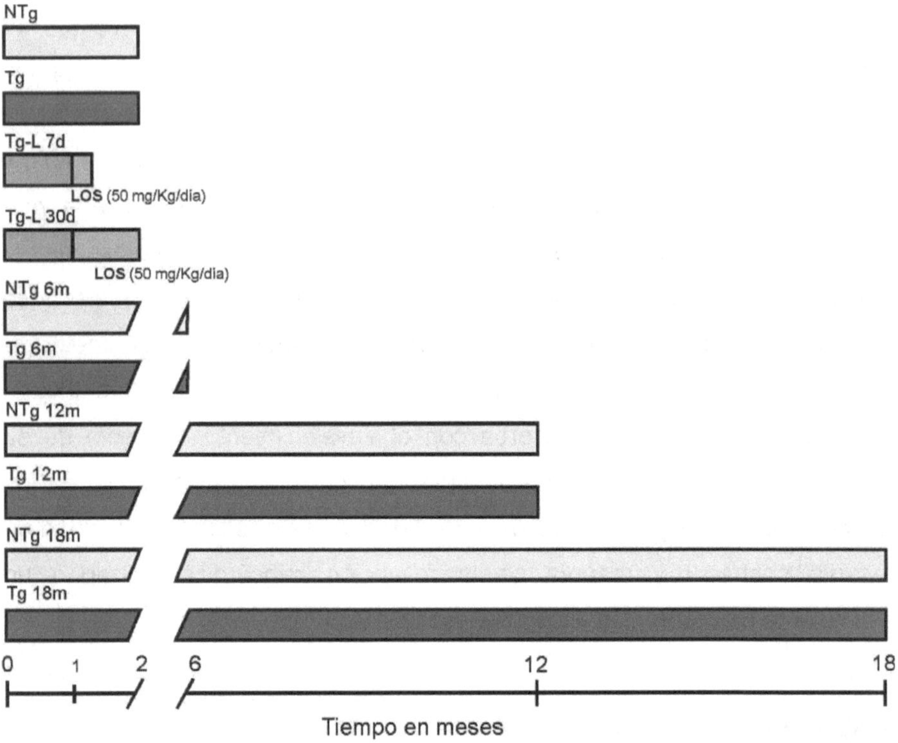

Figura 9. Se representan los grupos experimentales a los diferentes tiempos del estudio. NTg: grupo control, Tg: Ratones que sobreexpresan el RAT1 cardíaco, LOS: Losartan administrado durante 7 días (Tg-L 7d) o 30 días (Tg-L 30d).

Resultados

Descripción del modelo experimental

Para comprobar si los ratones de color marrón efectivamente pertenecían al grupo Tg, se compararon ambos grupos NTg (blancos) y Tg (agouti, marrones). La figura 10 muestra el nivel de expresión cardíaca del RAT1. En el grupo NTg el nivel de expresión del RAT1 fue de 100 ± 4.1 %, mientras que en el grupo Tg fue de 280 ± 58 % ($p<0.05$). La diferencia observada demostró que la transgenicidad de los ratones estuvo ligada al color de su pelaje.

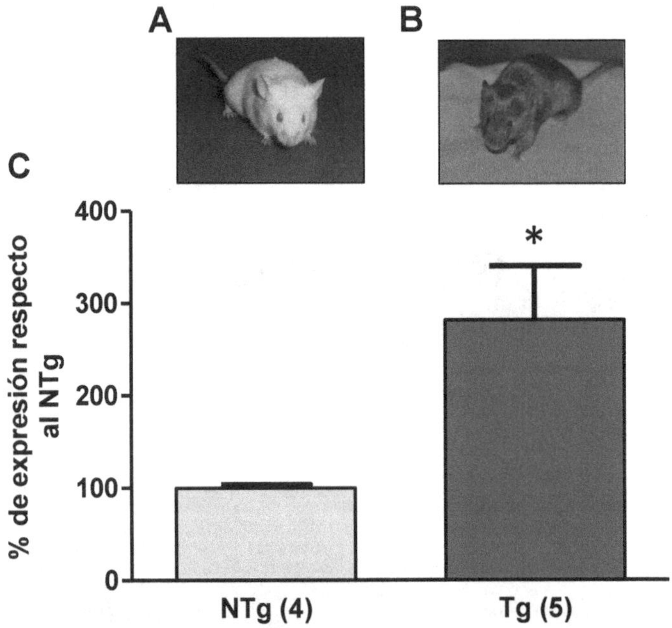

Figura 10. Muestra imágenes representativas de cada grupo de ratones y los resultados de Western Blot para la expresión del RAT1. Panel A: Ratón FVB blanco, NTg. Panel B: Ratón FVB agouti (marrón). Panel C: Nivel de expresión cardíaca del RAT1 expresado cómo % del valor de expresión respecto del grupo NTg.*$p<0.05$.

El análisis de la curva de Kaplan-Meier mostró una supervivencia menor del grupo Tg comparado con el grupo NTg ($p<0.05$). Asimismo, en la figura 11 se observa que el grupo Tg tiene una distribución particular en la cantidad de animales que mueren espontáneamente. En este sentido, los animales Tg mostraron una mortalidad del 40%, entre los 30 y 60 días de vida, mientras que en el grupo NTg la mortalidad fue nula ($p<0.05$). Por consiguiente, se inició una segunda etapa del estudio, que llevó a un examen detallado de los grupos experimentales a los 60 días de vida para determinar la causa de muerte de los ratones Tg a esta edad.

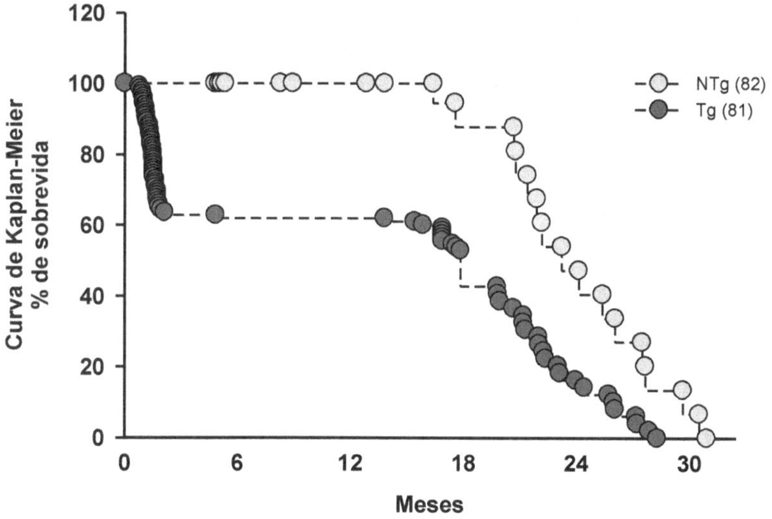

Figura 11. Curva de Kaplan Meier (n). Se observa la presencia de un periodo de mortalidad temprana en el grupo Tg y una menor supervivencia en los ratones Tg al final del estudio. Test de Log Rank, $p<0.05$ Tg vs NTg.

Descripción de la mortalidad temprana de los animales

El análisis de la curva de Kaplan-Meiers acotada a los 120 días de vida, se utilizó para estudiar el tiempo de inicio y la distribución de la mortalidad que presentó el grupo Tg (Fig. 12). En este sentido, los ratones Tg mostraron un incremento significativo en la mortalidad al ser comparados con el grupo NTg. Con el objeto de evaluar si se podría modificar la aparición de muerte súbita temprana, se administraron dosis crecientes de LOS. Al respecto, se observó que el incremento en la dosis de LOS (10, 30, 50 mg/Kg/día) fue inversamente proporcional al número de animales que presentaron muerte súbita. El LOS utilizado en una dosis de 50 mg/Kg/día disminuyó la mortalidad al 8% (p<0.05 vs Tg). Por este motivo, los estudios posteriores se hicieron con dicha dosis y el grupo se denominó Tg-L 30d para aclarar los 30 días de tratamiento.

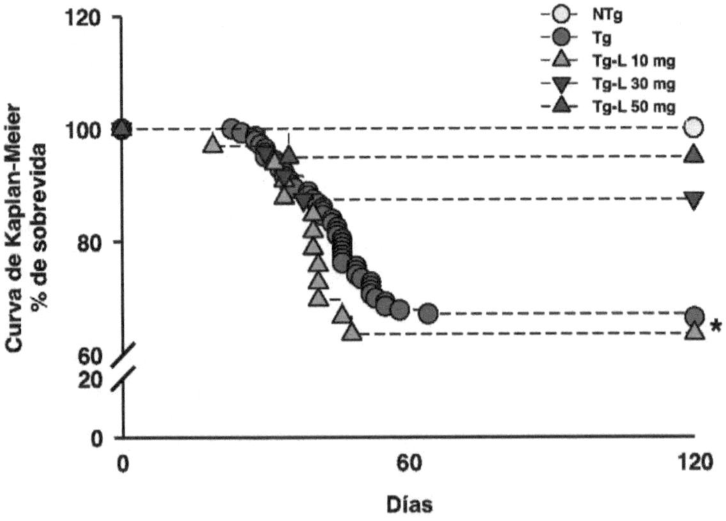

Figura 12. Curva de Kaplan Meier acotada a 120 días. Se puede observar la mortalidad temprana en el grupo Tg, además el efecto del tratamiento con dosis crecientes de LOS la revierte. NTg: n=82; Tg: n=81; Tg-L10-30-50 mg/kg/día: n=30. Test de Log Rank, *p<0.05 vs NTg, Tg L 30 y Tg L 50 mg/kg/día.

Evaluación de las alteraciones electrocardiográficas

En el panel A de la figura 13 se analizaron registros electrocardiográficos típicos. Como se puede advertir la FC fue diferente entre el grupo NTg y Tg alcanzando valores de 321 ± 16 y 266 ± 33 lat/min, respectivamente (p<0.05), el tratamiento con LOS no modificó los valores de la FC que fue de 253 ± 26 lat/min (ns vs. Tg). Además, puede observarse que los tres grupos experimentales poseen ritmo sinusal.

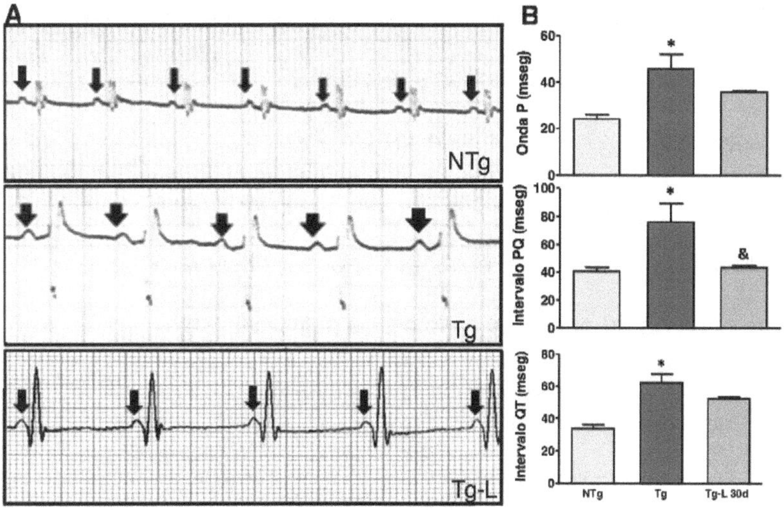

Figura 13. Cambios electrocardiográficos. Panel A: muestra registros electrocardiográficos representativos de cada grupo experimental, las flechas negras señalan la onda P. Panel B: muestra en gráficos de barra las variables medidas. NTg (n = 9), Tg: (n = 6), Tg-L 30d (n = 6) *p<0.05 vs NTg, &p<0.05 vs Tg.

El análisis del tiempo de duración de la onda P, se mostró incrementado en el grupo Tg y el tratamiento con LOS logró revertirlo parcialmente (NTg: 24,1 ± 1,9; Tg: 45,7 ± 6,3; Tg-L 30d: 35,7 ± 0,7 mseg, p<0.05 Tg vs NTg). Asimismo, se puede observar que la duración del intervalo PQ estuvo incrementada en el grupo Tg y que retorna a valores similares al grupo control en el grupo Tg-L 30d. Por último, el intervalo QT fue mayor en el grupo Tg y solo revirtió parcialmente con el tratamiento (Fig. 13 panel B).

Valoración de la autopsia y de los índices morfométricos

La tabla 1 muestra los datos del análisis macroscópico de los corazones y la longitud de la tibia en los diferentes grupos estudiados. En el grupo NTg el cociente PVI/PC fue de 3.3 ± 0.1 mg/g, mientras que en el grupo Tg fue de 4.0 ± 0.2 mg/g (p<0.05 vs NTG), a su vez el cociente PVI/LT mostró un comportamiento similar y se incrementó significativamente en el grupo Tg. El aumento de estos índices indica la presencia de hipertrofia ventricular izquierda (HVI). El tratamiento con LOS durante 30 días revirtió la HVI, ya que el cociente PVI/PC alcanzó un valor de 3.1 ± 0. mg/g (p<0.05 vs Tg), el cociente PVI/LT tuvo el mismo comportamiento al igual que el peso del ventrículo derecho (Tabla 1). Finalmente, no se observaron diferencias significativas entre los grupos en el peso de los pulmones.

Tabla 1: Índices Macroscópicos

	NTG	Tg	Tg-L 30d
n	10	16	13
PC	22.5±1.2	21.0±1.6	25.6±0.6
PCz	103.8±4.2	123.8±3.3*	117.1±1.4#
PVI	73.3±3.5	90.1±1.7*	79.1±1.6#
PVI/PC	3.3±0.1	4.4±0.2*	3.1±0.1#
LT	15.7±0.4	15.1±0.3	17.5±0.1
PVI/LT	4,6±0,1	5,9±0,1*	4,5±0,0#
PVD	20,4±1,6	30,2±1,0*	26,0±0,8#
PVD/PC	0,9±0,0	1.3±0.0*	1,0±0,0#
PVD/LT	1,3±0,1	1,9±0,1*	1,0±0,1
PP	148,6±5,5	154,9±5,5	153,1±3,4

PC: Peso corporal (g); PVI: Peso del ventrículo Izq. (mg); PVD: Peso del ventrículo Der. (mg); PP: Peso del pulmón (mg); cociente PVI/PC, PVD/PC (mg/g); LT: Longitud de la tibia (mm); cociente PVI/LT y PVD/LT (mg/mm). *p<0.05 vs NTg; # p<0.05 vs Tg.

Estudio ecocardiográfico

La tabla 2 muestra los parámetros ecocardiográficos en los diferentes grupos experimentales. El grupo Tg mostró un incremento significativo en el espesor de la pared posterior del ventrículo izquierdo (LVDPWT), coincidente con la hipertrofia ventricular izquierda encontrada en el análisis macroscópico. El tratamiento con LOS durante 30 días previno la hipertrofia del ventrículo izquierdo sin modificar el diámetro de fin de diástole. Asimismo, el grupo Tg mostró tener una disminución significativa en la fracción de acortamiento (FA) y en la fracción de eyección (FE), probablemente debido a un menor estado contráctil. De similar manera, el grupo Tg-L 30d mejoró ambos índices sistólicos. Se evaluó la función diastólica mediante el estudio de eco-doppler y mostró una prolongación del tiempo de relajación isovolúmica en el grupo Tg que revirtió con el tratamiento.

TABLA 2: Indices ecocardiográficos

	NTg	**Tg**	**Tg-L 30d**
LVDPWT (mm)	0.78±0.04	1.20±0.07*	0.90±0.09#
LVEDD (mm)	3.62±0.19	3.72±0.13	3.91±0.18
LVESD (mm)	1.90±0.09	2.45±0.11	2.27±0.17
SF (%)	43.21±2.48	34.12±1.44*	42.48±2.43#
EF (%)	84.77±1.86	71.20±1.99*	80.16±2.41#
IVRT (mseg)	24.01±1.34	31.33±2.76*	23.14±1.39#
n	5	5	6

LVDPWT: Espesor de la pared posterior del ventrículo izquierdo (VI). LVEDD: Diámetro de fin de diástole del VI. LVESD: Diámetro de fin de sístole del VI. SF: Fracción de acortamiento. EF: Fracción de eyección. IVRT: Tiempo de relajación isovolúmica. *$p<0.05$ vs NTg; # $p<0.05$ vs Tg-L 30d.

Función ventricular izquierda in vivo

El análisis de la función ventricular en los distintos grupos estudiados (NTg: n=7; Tg: n=6; Tg-L 30d: n=6) no mostró diferencias significativas en la PS (NTg: 85.5 ± 1.1; Tg: 92.4 ± 2.9; Tg-L 30d: 89.3 ± 4.9 mmHg). Sin embargo, los ratones Tg presentaron un incremento en la PDF (NTg: 3.1 ± 0.2; Tg: 6.3 ± 0.7; Tg-L 30d: 3.0 ± 0.5 mmHg; $p<0.05$ Tg vs NTg y Tg-L 30d) que mejoró con el tratamiento y una reducción en la FC respecto del grupo NTg (NTg: 321 ± 16; Tg: 266 ± 33 lat/min, $p<0.05$ vs. NTg). Esta menor frecuencia cardíaca, no se modificó con el tratamiento con LOS (Tg-L 30d: 253 ± 26 lat/min). En el panel A de la figura 14 se muestran los cambios en la $+dP/dt_{max}$, en los diferentes grupos estudiados. Se observa una disminución significativa en la $+dP/dt_{max}$ en los ratones Tg comparados con el grupo NTg (NTg: 5342 ± 160; Tg: 3898 ± 210 mmHg/seg, $p<0.05$). Esta disminución encontrada en el estado inotrópico fue revertida con el tratamiento con LOS durante 30 días (Tg-L 30d: 6554 ± 620 mmHg/seg, $p<0.05$ vs. Tg). El análisis de la función diastólica (Figura 14B) mostró una alteración en la relajación ventricular en los animales del grupo Tg. El valor de $t_{1/2}$ fue de 8.4 ± 0.4 mseg en el grupo Tg, mientras que en los grupos NTg y Tg-L 30d esta variable alcanzó un valor 6.1 ± 0.5 y 6.4 ± 0.2 mseg, respectivamente ($p<0.05$ vs. Tg).

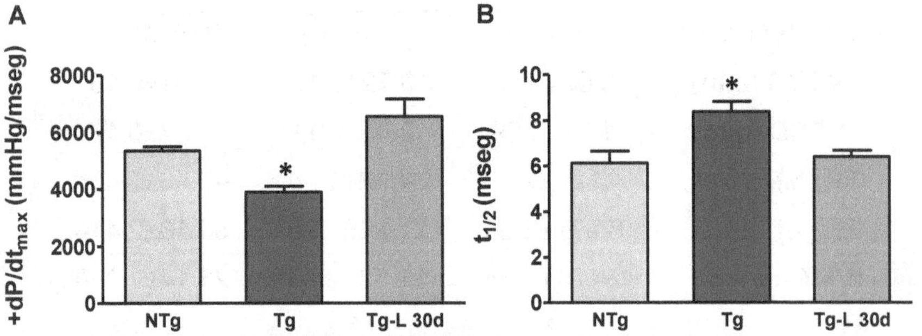

Figura 14: Evaluación de la función ventricular *in vivo*: los paneles A y B muestran los valores basales de $+dP/dt_{max}$ y de $t_{1/2}$, respectivamente. Puede observarse el deterioro que presenta el grupo Tg en el estado contráctil y en la relajación isovolúmica. NTg (n = 7), Tg (n = 6), Tg-L 30d (n = 6). *$p<0.05$ vs. NTg y Tg-L 30d.

Tratamiento con losartan durante 7 días

Se decidió realizar un grupo experimental de ratones Tg tratados con LOS durante 7 días (Tg-L 7d), para desvincular el proceso de hipertrofia patológica producida en el modelo transgénico de las mejorías funcionales observadas durante el tratamiento. En este sentido, se comprobó que el grupo Tg-L 7d mostró índices de hipertrofia comparables con el grupo Tg (Figura 15).

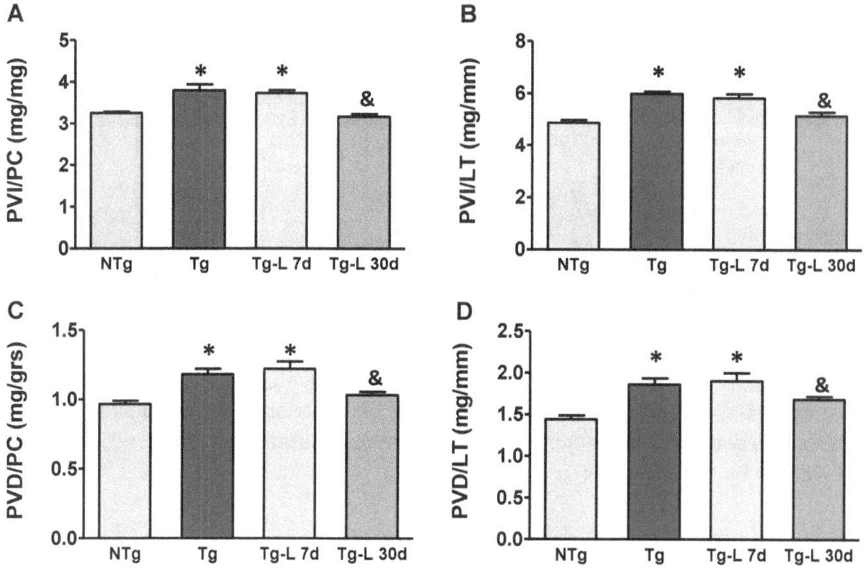

Figura 15: Muestra índices de hipertrofia ventricular izquierda (panel A y B) y derecha (panel C y D). Además, puede observarse como el tratamiento durante 7 días no revirtió la hipertrofia producida en el grupo Tg. PC: Peso corporal (grs); PVI: Peso del ventrículo Izq. (mg); PVD: Peso del ventrículo der. (mg); cociente PVI/PC, PVD/PC (mg/g); LT: Longitud de la tibia (mm); cociente PVI/LT y PVD/LT (mg/mm). NTg (n = 5), Tg (n = 4), Tg-L 7d (n = 6), Tg-L 30d (n = 6). *$p<0.05$ vs NTg; & $p<0.05$ vs Tg y Tg-L 7d.

En el estudio de la función ventricular *in vivo* el grupo Tg-L 7d no mostró diferencias en el valor de PS y PDF comparado con los demás grupos experimentales. Sin embargo, el análisis de la FC no mostró diferencias con el tratamiento, por lo tanto, el grupo Tg-L 7d tuvo valores menores de FC que el grupo NTg (NTg: 321 ± 16; Tg-L 7d: 251 ± 8, lat/min, $p<0.05$). Por su parte, el análisis de la $+dP/dt_{max}$ y del $t_{1/2}$ mostraron una significativa mejoría con el tratamiento de 7 días, tanto a nivel basal como en su análisis posterior al estímulo β adrenérgico (Fig. 16). En resumen, demostramos que la mejoría en la función ventricular *in vivo* no depende directamente de la regresión de la hipertrofia cardíaca.

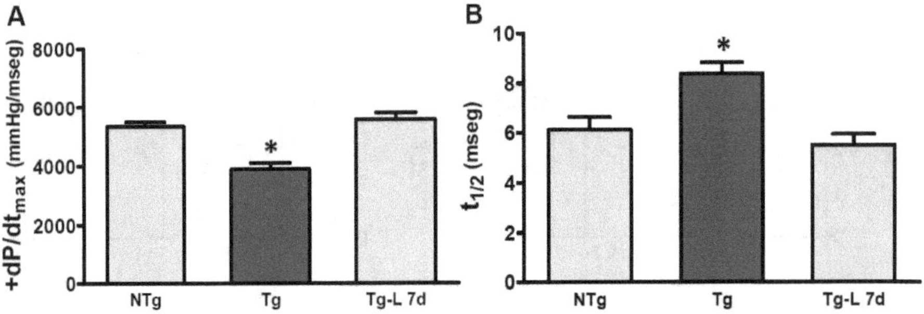

Figura 16: Evaluación de la función ventricular in vivo: los paneles A y B muestran los valores basales de $+dP/dt_{max}$ y de $t_{1/2}$, respectivamente. Puede observarse el deterioro que presenta el grupo Tg en el estado contráctil y en la relajación isovolúmica. Se puede registrar que el tratamiento mejora ambos parámetros analizados. NTg (n = 7), Tg (n = 6), Tg-L 7d (n = 6). *$p<0.05$ vs. NTg y Tg-L 7d.

Función ventricular izquierda in vitro

La figura 17 muestra el análisis de la función ventricular *in vitro* en los diferentes grupos experimentales, mediante la técnica modificada de Langendorff. Con el uso de la misma se logró independizar de la variable FC ya que los corazones fueron conectados a un marcapaso configurado para latir a 450 lat/min. Además, dicha técnica nos permitió independizar las mediciones de las condiciones de carga cardíaca (pre y post-carga). Al igual que lo observado en el análisis del modelo *in vivo,* el grupo Tg mostró tener disminuido el estado contráctil y la relajación basal. Asimismo, el tratamiento con LOS durante 7 días mostró ser eficaz *in vitro* y mejoró ambas variables estudiadas (Figura 17).

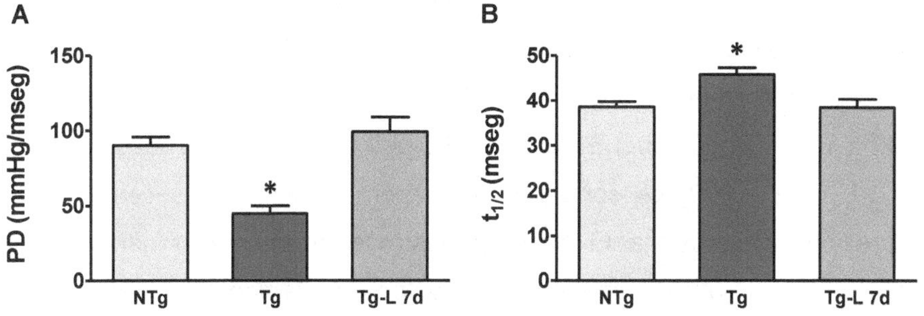

Figura 17: Evaluación de la función ventricular *in vitro*: el panel A y B muestran los valores basales de la PD (Presión desarrollada) y de $t_{1/2}$, respectivamente. Puede observarse el deterioro que presenta el grupo Tg en el estado contráctil y en la relajación isovolúmica. Además, se muestra como el tratamiento con LOS 7 días revierte dicho deterioro. NTg (n = 7), Tg (n = 6), Tg-L 30d (n = 6). *p<0.05 vs. NTg y Tg-L 7d.

Expresión y fosforilación de las proteínas PKCα y Akt

Para demostrar el compromiso de la vía de señalización intracelular involucrada en los cambios observados en la función ventricular izquierda se estudió el comportamiento de PKCα.

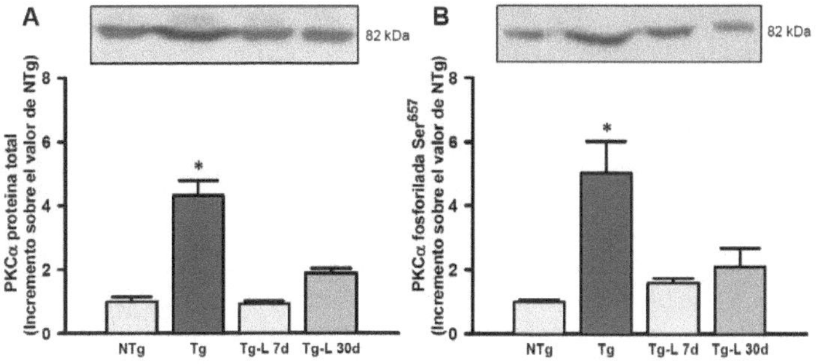

Figura 18: A) Niveles de expresión y grado de fosforilación de la proteína PKCα. B) Incremento en los niveles de expresión y fosforilación de la proteína PKCα, donde el grupo Tg muestra un incremento en la expresión de dicha proteína y ambos tratamientos lo revierten significativamente. NTg (n = 6), Tg (n = 4), Tg-L 7d (n = 5), Tg-L 30d (n = 4). *p<0.05 vs. todos.

La figura 18A indica el nivel de expresión de la proteína PKCα. El grupo Tg mostró tener incrementado el nivel de expresión de la proteína PKCα comparado con el grupo NTg (NTg: 1.00 ± 0.11; Tg: 4.30 ± 0.47 AU, $p<0.05$ vs. NTg). Además, el tratamiento con LOS durante 7 y 30 días pudo disminuir el incremento en la expresión de PKCα encontrado en el grupo Tg (Tg-L 7d: 0.92 ± 0.08; Tg-L 30d: 1.87 ± 0.15 AU, $p<0.05$ vs. Tg). La fosforilación de PKCα (Figura 18B) se comportó de manera similar a lo sucedido con la expresión de la proteína. El grupo Tg mostró tener una mayor fosforilación de PKCα (5.02 ± 1.00 AU), mientras que los grupos tratados obtuvieron valores comparables al grupo control (NTg: 1.00 ± 0.05; Tg-L 7d: 1.59 ± 0.13; Tg-L 30d: 2.09 ± 0.57 AU; $p<0.05$ vs. Tg).

Estudio de envejecimiento de los animales

Retomando la figura 1, se demostró en el análisis de la curva de Kaplan-Meier que el grupo Tg presentó una menor sobrevida durante el estudio de envejecimiento. En este sentido, el último ratón Tg murió con 849 días de vida, mientras que en el grupo control NTg el último ratón murió con 928 días de vida ($p<0.05$).

Evaluación del peso corporal y de la ingesta de agua

Como muestra la figura 19A no se observaron diferencias significativas respecto a la ingesta de H_2O comparando ambos grupos experimentales, ni tampoco comparando los tres protocolos de tiempo utilizados para el estudio. En cambio puede observarse que los animales tienen un mayor consumo de líquido por peso corporal en los primeros meses de vida. Por otro lado, evaluamos si el peso corporal de los animales era comparable en los diferentes tiempos estudiados (Fig. 19B) y encontramos que no hubo diferencias entre los grupos NTg y Tg, solo se observó un aumento significativo del peso en los animales de 18 meses comparado con su respectivo control de 6 meses.

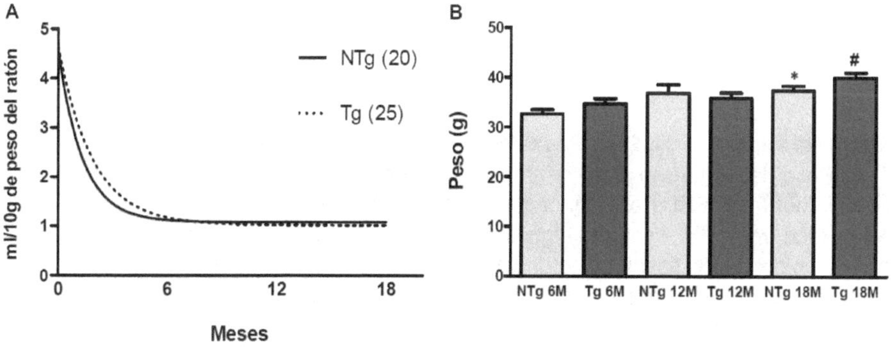

Figura 19: A) muestra una curva de regresión lineal y compara la ingesta de H2O de los ratones medida en mililitros por cada 10 gramos de peso corporal. B) Muestra el incremento del peso (g) de los animales a lo largo del tiempo del estudio. No se observaron diferencias entre los grupos estudiados. Solo mostraron un incremento significativo del peso los ratones de 18 meses comparados contra su control de 6 meses. $*p<0.05$ vs. NTg 6M, $\#p<0.05$ vs Tg 6M.

Estudio morfométrico durante el envejecimiento

En la tabla 3 se muestran los resultados del estudio macroscópico de los animales. Se puede observar que similar a lo encontrado previamente en los animales jóvenes, los ratones Tg envejecidos presentan hipertrofia cardíaca al ser comparados con su respectivo control NTg. Además, el grupo NTg 18M mostró un incremento en el peso del corazón comparado con el grupo NTg 6M (NTg 6M: 134,1 ± 2,9; NTg 18M: 159,4 ± 3,8, g., p<0.05).

Tabla 3: Estudio macroscópico en el envejecimiento

	6 Meses		**12 Meses**		**18 Meses**	
	NTG	**AT1-WT**	**NTG**	**AT1-WT**	**NTG**	**AT1-WT**
n	10	17	11	11	18	24
PC	32,56±0,90	34,71±1,01	36,84±1,70	35,78±1,15	37,40±0,91#	40,01±0,98&
PCz	134,1±2,9	173,0±6,1*	155,3±6,8	179,7±8,4*	159,4±3,8#	185,2±4,2*
LT	18,12±0,15	18,25±0,09	18,22±0,27	18,07±0,12	18,19±0,13	18,30±0,10
PCz/LT	7,34±0,16	9,47±0,31*	8,50±0,31#	9,94±0,46*	8,76±0,18#	10,14±0,25*
PVI/LT	5,20±0,10	6,51±0,21*	6,11±0,26#	6,86±0,30*	6,30±0,14#	6,97±0,16*
PVD/LT	1,34±0,06	1,94±0,06*	1,42±0,06	1,93±0,11*	1,57±0,04#	1,94±0,05*
PAI/LT	0,28±0,02	0,44±0,02*	0,37±0,03#	0,42±0,03	0,38±0,02#	0,50±0,03*
PAD/LT	0,28±0,02	0,54±0,06*	0,35±0,04#	0,46±0,06*	0,34±0,03#	0,51±0,03*
PP/LT	9,23±0,21	10,19±0,28	10,48±0,34	10,93±0,53	11,37±0,32#	12,88±0,47*
PRI/LT	13,49±0,39	14,50±0,65	15,50±0,91	16,06±0,89	16,25±0,36	16,46±0,37
PRD/LT	13,70±0,23	15,07±0,62	16,39±0,80	16,46±0,89	16,76±0,34	17,25±0,31
PH/LT	88,69±2,46	95,88±3,50	90,55±7,90	94,49±4,09	94,22±3,84	99,26±2,24

PC: Peso corporal (grs); PCz: Peso del corazón (mg); PVI: Peso del ventrículo Izq. (mg); PVD: Peso del ventrículo Der. (mg); PAI: Peso de la aurícula izq (mg); PAD: Peso de la aurícula der (mg); PRI: Peso del riñón izq. (mg); PRD: Peso del riñón der. (mg); PP: Peso del pulmón (mg); PH: Peso del hígado (mg); LT: Longitud de la tibia (mm). Los cocientes realizados con el PC tienen como unidad mg/g, mientras que los realizados con la longitud de la tibia su unidad es mg/mm. *p<0.05 vs su respectivo control NTg; # p<0.05 vs NTg 6M, &p<0.05 vs Tg 6M.

El análisis por separado de las cámaras cardíacas mostró hipertrofia de ambas aurículas y ventrículos en el grupo Tg. Por otro lado, el estudio del peso de los riñones no mostró diferencias en ningún tiempo del protocolo ni tampoco entre los grupos experimentales. Un resultado llamativo fue que tanto el índice PP/LT como el PH/LT no mostraron diferencias a los diferentes tiempos estudiados y esto correlaciona con el análisis clínico de los ratones donde no se observaron signos indirectos de insuficiencia cardíaca.

Función ventricular in vivo

El estudio de la función ventricular in vivo en los distintos grupos estudiados, no mostró diferencias con respecto al examen de la PAM, la PS y la PDF, sin embargo el análisis de la $+dP/dt_{max}$, mostró estar deteriorada en el grupo Tg (tabla 4).

Tabla 4: Función ventricular *in vivo*

	6 Meses		12 Meses		18 Meses	
	NTG	AT1-WT	NTG	AT1-WT	NTG	AT1-WT
PAM	65,89±4,53	60,39±5,45	69,63±4,01	69,96±5,36	72,78±3,31	65,80±4,59
PS	90,12±4,33	90,66±2,25	97,78±4,16	100,40±5,03	94,82±2,26	91,15±2,73
PDF	5,20±0,78	4,78±0,47	6,36±0,59	4,12±0,59	7,03±0,35	4,47±0,20
$+dP/dt_{max}$	5.987±334	6.051±286	6.241±260	5.697±355	5.791±282	5.073±242
$-dP/dt_{max}$	5.081±249	4.443±237	5.429±245	4.353±253*	4.851±238	3.894±151*
FC	319±11	219±11*	293±11	238±12*	290±10	224±13*
$t_{1/2}$	6,09±0,48	7,05±0,51	6,67±0,39	7,75±0,31*	5,93±0,38	9,01±0,42*
n	12	17	12	12	13	18

PAM: Presión arterial media. PS: Presión sistólica. PDF: Presión diastólica final. $\pm dP/dt_{max}$: Máxima derivada de presión positiva y negativa. FC: Frecuencia cardíaca. $t_{1/2}$: Tiempo medio de la relajación isovolúmica. *$p<0.05$ vs su respectivo NTg.

Por otro lado y coincidentemente con lo encontrado en el estudio realizado en los animales jóvenes, los animales Tg en los distintos cortes temporales del protocolo experimental, tuvieron una frecuencia cardíaca menor al ser comparados con su respectivo grupo control NTg. Además, a partir del mes 12 de vida el valor del t1/2 se mantuvo elevado en los ratones Tg comparados con el grupo NTg (NTg 12M: 6,67 ± 0,39; NTg 18M: 5,93 ± 0,38; Tg 12M: 7,75 ± 0,31; Tg 18M: 9,01 ± 0,42; mseg, $p<0.05$ NTg 12M y 18M vs. Tg 12M y 18M, respectivamente).

Respuesta al isoproterenol en ratones NTg y Tg envejecidos

La tabla 5 muestra los valores absolutos obtenidos durante la medición de la FIV *in vivo*, la reserva inotrópica y lusitrópica en los ratones de 18 meses de vida.

La tabla 5 muestra los valores absolutos obtenidos durante la medición de la reserva inotrópica y lusitrópica. En contraposición con lo encontrado en el estudio de los animales jóvenes, los ratones Tg de 6 y 12 meses de edad no mostraron tener deteriorada la reserva contráctil cardíaca, medida a través del valor alcanzado por la $+dP/dt_{max}$.

Tabla 5: Respuesta al isoproterenol en ratones NTg y Tg

	18 Meses			
	NTg	**NTg+ISO**	**Tg**	**Tg+ISO**
n	13	4	18	4
PS	94,8±2,2	98,1±6,9	91,1±2,7	93,7±4,2
PDF	5,54±0,49	1,14±0,87*	4,47±0,20	5,00±1,08$^{\&}$
+dP/dt	5791±282	9563±400	5073±242*	8225±276$^{\dagger\&}$
-dP/dt	4851±238	5636±1.464	3894±151*	4500±336$^{\&}$
FC	290±10	509±71*	224±13*	350±11$^{\dagger\&}$
$t_{1/2}$	5,93±0,38	3,92±0,26*	9,01±0,42*	7,55±0,43$^{\&}$

PS: Presión sistólica. PDF: Presión diastólica final. $\pm dP/dt_{max}$: Máxima derivada de presión positiva y negativa. FC: Frecuencia cardíaca. $t_{1/2}$: Tiempo medio de la relajación isovolúmica. ISO: Isoproterenol 56 ng/kg. *$p<0.05$ vs NTg; † $p<0.05$ vs Tg; & $p<0.05$ vs NTg+ISO.

El valor de la $+dP/dt_{max}$ basal mostró estar disminuida a los 18 meses en el grupo Tg (NTg 18M: 5791 ± 282; Tg 18M: 5073 ± 242; mmHg/seg, $p<0.05$). Asimismo, el análisis de la respuesta miocárdica al ISO estuvo disminuida significativamente en el grupo Tg (NTg 18M+ISO: 9563±400; Tg 18M+ISO: 8225 ± 276; mmHg/seg, p<0.001). Por su parte, el análisis de la PDF no mostró respuesta frente al estímulo con ISO en el grupo Tg 18M, mientras si lo hizo en el grupo control (NTg 18M: 5,54 ± 0,49, NTg 18M+ISO: 1,14 ± 0,87, p<0,05 vs NTg 18M; Tg 18M: 4,47 ± 0,20 Tg 18M+ISO: 5,00 ± 1,08; n.s vs Tg 18M). Por último, la relajación cardíaca isovolúmica en los grupos de 18 meses estuvo francamente deteriorada en el grupo Tg y mostró un incremento significativo en el t1/2 en condiciones basales (NTg 18M: 5,93 ± 0,38; Tg 18M: 9,01 ± 0,42, mseg, p<0.05) y posterior al estímulo β adrenérgico con isoproterenol (NTg 18M+ISO: 3,92 ± 0,26; Tg 18M+ISO: 7,55 ± 0,43, mseg, p<0.05).

Diámetro de los miocitos

El análisis del diámetro de los miocitos se hizo de manera complementaria al estudio macroscópico y se utilizó para valorar mediante una técnica de fluorescencia el grado de hipertrofia ventricular izquierda. La figura 20 muestra en el panel A un gráfico de barras, donde podemos observar que el grupo Tg en todos los tiempos del estudio mostró tener un aumento en el diámetro de los miocitos al ser comparados con el grupo NTg (p<0.05).

Por otra parte, se comprobó que el grupo NTg envejecido reveló hipertrofia respecto de su control de 6 meses (NTg 6M: 322 ± 4; NTg 18M: 379 ± 5; μ^2, p<0.05), asimismo el grupo Tg tuvo un comportamiento similar (Tg 6M: 451 ± 7; Tg 18M: 493 ± 10, μ^2, p<0.05), comprobando la relación entre el envejecimiento y la hipertrofia miocárdica.

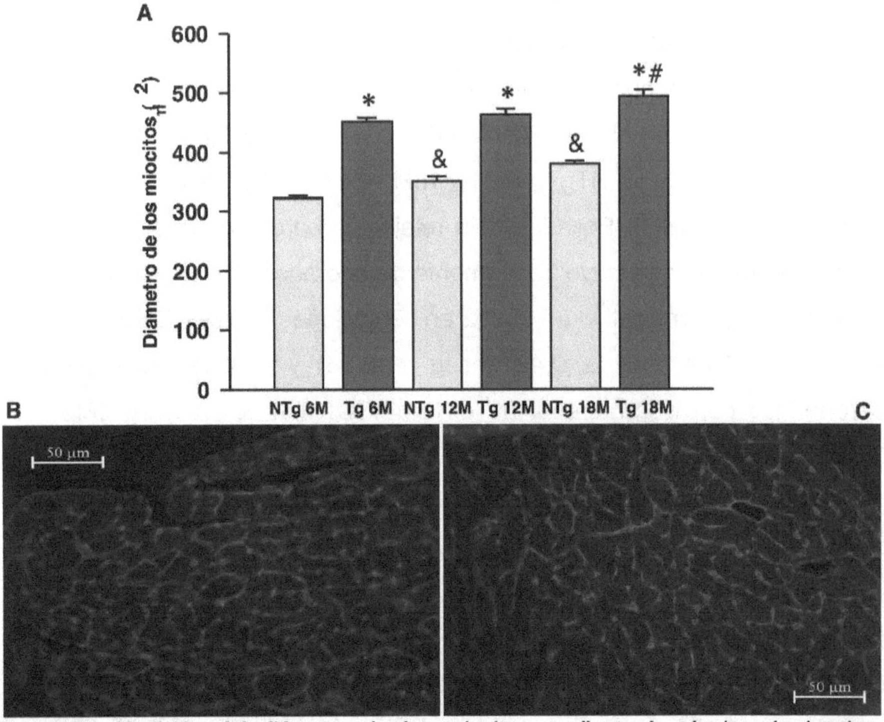

Figura 20: Medición del diámetro de los miocitos mediante la técnica de Lectina-Rodamina. A) Muestra en un gráfico de barras las variaciones observadas en el diámetro de los miocitos en función del tiempo experimental. Puede observarse que el grupo Tg a lo largo del estudio tuvo un mayor diámetro en los miocitos cardíacos que el grupo NTg. B y C) Muestran microfotografías representativas con la técnica de rodamina, de un animal NTg 18M y Tg 18M, respectivamente. En todos los grupos n = 3, salvo en el grupo Tg 6M donde n = 4.*p<0.05 vs su respectivo control NTg; & p<0.05 vs NTg 6M, # p<0.05 vs Tg 6M y Tg 12M.

Cuantificación del colágeno intersticial

El análisis cuantitativo del colágeno intersticial no mostró diferencias entre el grupo NTg y Tg a las distintas edades estudiadas. Sin embargo, como muestra la figura 21, ambos grupos NTg y Tg de 18 meses, mostraron tener un mayor porcentaje de colágeno intersticial, comparados con sus respectivos controles de 6 meses.

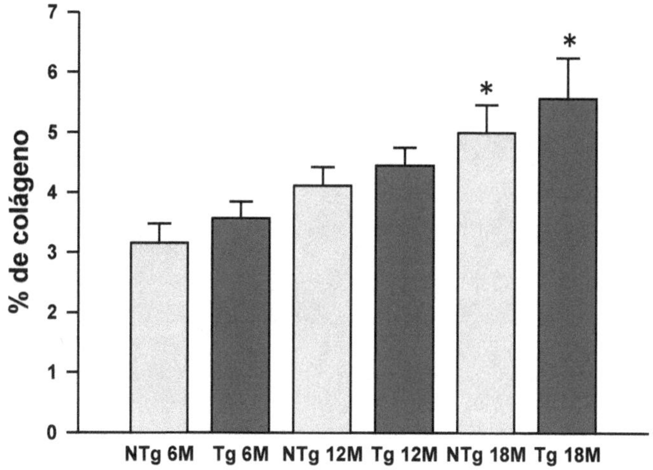

Figura 21: Medición del colágeno intersticial mediante la técnica de Psirus-Red. Se muestra en un gráfico de barras las variaciones observadas en la cuantificación del colágeno. En todos los grupos n = 3.*p<0.05 vs NTg 6M y Tg 6M.

Discusión

En el presente estudio se analizaron los diferentes mecanismos deletéreos asociados a la sobreexpresión cardíaca del RAT1 en un modelo murino. Además, se compararon diferentes tiempos de la vida de los ratones, para evaluar de manera cronológica el daño cardíaco provocado en el grupo transgénico.

Es importante destacar que el estudio se dividió en dos etapas. Primero, se realizó un estudio detallado en animales jóvenes a los 2 meses de vida; seguidamente, se los estudió a los 6, 12 y 18 meses de vida etapas que corresponden a ratones adultos jóvenes, adultos mayores y pre-senescentes, respectivamente.

El estudio de los animales jóvenes reveló que el grupo Tg se asocia a la aparición de muerte súbita temprana. La misma se distribuye entre los 30 y los 60 días de vida. Los ratones Tg con 60 días de vida presentaron hipertrofia cardíaca asociada a un deterioro de la función ventricular sistólica y diastólica. Asimismo, se evaluó la relación de la proteína PKCα y el deterioro encontrado en la función ventricular izquierda. Se demostró que PKCα aumenta su expresión con el aumento de la expresión cardíaca del RAT1. Otro hallazgo importante fue que el tratamiento con Losartan logró revertir la mortalidad, la hipertrofia miocárdica, la disfunción ventricular izquierda y, además, estuvo acompañado de una disminución en la expresión de PKCα.

Por otra parte, se constató que los animales Tg tienen una expectativa de vida menor que el grupo control NTg. El grupo Tg mostró tener hipertrofia cardíaca en todos los tiempos estudiados en el protocolo experimental, pero sólo a los 18 meses se encontró la función cardíaca sistólica deteriorada, que además estuvo asociada a una disminución de la reserva inotrópica. La función diastólica basal se encontró enlentecida en el grupo Tg en los diferentes tiempos estudiados, mientras la reserva lusitrópica se mostró deteriorada en el grupo de 18 meses de vida.

MECANISMOS VINCULADOS A LA MORTALIDAD TEMPRANA DE LOS RATONES TRANSGÉNICOS

Efectos del tratamiento con Losartan sobre la mortalidad temprana encontrada en el grupo transgénico

El presente estudio muestra que el grupo Tg presentó un 40% de mortalidad entre los 30 y los 60 días de vida. Al respecto, distintos autores (196; 197), reportaron en ratones con sobreexpresión cardíaca del RAT1 la incidencia de muerte súbita en las primeras etapas de la vida, mientras que otro autor (86) no documentó mortalidad alguna. En este sentido, Paradis et al (197) describieron en un modelo similar que la mortalidad estuvo relacionada a la aparición de insuficiencia cardíaca y que los ratones transgénicos murieron en su totalidad entre los 2 meses y el año de vida. Por su parte, Hein et al (196) mostraron que ratones con sobreexpresión cardíaca del RAT1 no sobrevivían más de 3 semanas, y encontraron que los ratones presentaban hipertrofia cardiaca, bradicardia y bloqueo aurículo-ventricular diagnosticado mediante estudios electrocardiográficos. En este sentido Xiao et al (198) analizando ratones transgénicos con sobreexpresión cardíaca de la enzima convertidora de Ang II, observaron que la aparición de muerte súbita temprana se asoció a la presencia electrocardiográfica de un ritmo de escape ventricular que precedió a la muerte de los ratones. Por otro lado, Zhai et al (86) no documentaron mortalidad en ratones, pero si encontraron hipertrofia cardíaca y bradiarritmias ventriculares en un modelo Tg similar al estudiado en este trabajo. En concordancia con lo expuesto, el presente estudio demuestra que los ratones Tg presentan hipertrofia cardíaca y disminución de la frecuencia cardíaca. Además, si bien la presión de fin de diástole fue mayor en el grupo Tg, los ratones no mostraron signos de insuficiencia cardíaca y el valor del peso de los pulmones se mantuvo conservado.

En contraposición a lo descripto anteriormente, Benigni et al (195) mostraron que ratones *knockout* para el receptor AT1A, viven un 26% más que los controles, tienen menores lesiones escleróticas en la arteria aorta y menos daño cardíaco con el envejecimiento. Además, señalaron que el tratamiento con ARA II pudo evitar la disminución que genera la Ang II sobre algunos genes de supervivencia. Estudios experimentales demuestran la eficacia de los IECA y los ARA II en el tratamiento de la HTA y la disminución de los daños vinculados con la vejez; en este sentido, retrasa notablemente el deterioro asociado al daño de órgano blanco propio de la edad en ratas (27; 28). Asimismo, se ha demostrado que la administración de IECA o ARA II incrementa la expectativa de vida (7), disminuye la hipertrofia cardíaca (204), mejora los parámetros funcionales cardíacos y la capacidad cognitiva (29). El contexto bibliográfico que fundamenta las mejorías encontradas en animales tratados con ARA II, llevó a plantear la hipótesis de poder revertir con ARA II, más precisamente con Losartan (LOS), la mortalidad encontrada en el grupo Tg. Al respecto, y como se describió previamente, se observó que el tratamiento con LOS revierte la mortalidad en el grupo Tg, más aun, se comprobó que este efecto es dosis dependiente.

El tratamiento con losartán revierte la hipertrofia y las arritmias cardíacas

En modelos de sobreexpresión cardíaca del RAT1 o en modelos transgénicos similares con sobreexpresión cardíaca de la ECA se describe la presencia de arritmias cardíacas. En este sentido, distintos autores puntualizaron la presencia de: hipertrofia, bradicardia, aumento del intervalo P-R y QT, así como bloqueo aurículo-ventricular (86; 196). En este sentido, Rivard et al (205) demostraron, en ratones con sobreexpresión cardíaca del

RAT1, la presencia de hipertrofia cardíaca, enlentecimiento en la repolarización ventricular, prolongación en la duración del potencial de acción (DPA) y aumento del intervalo QT, sin embargo, ellos no encontraron disminución de la frecuencia cardíaca. Asimismo, Domenighetti et al (206) estudiaron ratones transgénicos con sobreproducción cardíaca específica de Ang II y revelaron que los ratones desarrollan hipertrofia asociada con prolongación del intervalo QT y del DPA. En el presente estudio y en coincidencia con algunos de los trabajos publicados, se encontró que los ratones Tg presentaron un fenotipo cardíaco de hipertrofia, además se observó un patrón de bloqueo aurículo-ventricular con incremento del segmento PQ y se observó un incremento en el tiempo de duración de la onda P y del intervalo QT. La prolongación del intervalo QT ha sido extensamente estudiada en diferentes modelos transgénicos, y se lo ha vinculado a la aparición de muerte súbita (207). Esta alteración, podría explicar en parte el presente hallazgo de muerte súbita temprana en el grupo Tg, debido a que por otro lado no se detectaron signos de insuficiencia cardíaca en los ratones.

Los resultados obtenidos muestran que el tratamiento con LOS revirtió la mortalidad temprana, la hipertrofia cardíaca y tuvo efecto antiarrítmico en el grupo Tg, sin modificar la frecuencia cardíaca. Si bien este hallazgo de revertir la mortalidad mejorando la actividad eléctrica cardíaca es original, las propiedades antiarrítmicas del Losartan han sido estudiadas y descriptas por otros autores (208; 209) pero su estudio fue focalizado en el empleo de LOS para abolir la fibrilación auricular.

Disfunción ventricular izquierda en los ratones transgénicos

En el presente análisis, la evaluación del estudio ecocardiográfico reveló una disminución en la fracción de eyección y de acortamiento correspondiente al grupo Tg. Además se comprobó que el tratamiento con

LOS mejora la fracción de eyección y de acortamiento cardíaco, hecho no verificado previamente en modelos transgénicos similares. Distintos autores (86; 196; 197; 210), mostraron que la sobreexpresión cardíaca específica del RAT1 está asociada a la aparición de disfunción ventricular izquierda y muerte súbita. En este sentido, se ha señalado que la fracción de eyección es menor en ratones Tg, medida tanto por estudios ecocardiográficos (86; 205), como por cateterismo cardíaco (211).

La relación existente entre la función ventricular y el sistema renina angiotensina, fue estudiada por diferentes autores (86; 198; 210). Xiao et al (212), observaron en un modelo murino de sobreexpresión cardíaca de la enzima convertidora de Ang II y aumento de los niveles tisulares de Ang II, la presencia de hipertrofia cardíaca con función ventricular izquierda conservada. A diferencia de este estudio, en el presente trabajo se observó hipertrofia cardíaca global, con un menor estado contráctil basal, evaluado tanto *in vivo* como *in vitro*, en los ratones Tg. La discrepancia entre estos resultados podría deberse al modelo experimental utilizado. Es importante mencionar, que los modelos de sobreexpresión de la ECA y del RAT1 presentan importantes diferencias. La Ang II cardíaca podría activar al RAT2, cuyo rol en el miocardio aún es incierto. Además, el incremento en la expresión de ECA en los animales transgénicos podría regular la concentración de otros péptidos como la bradikinina y el AcSDKP. Por otro lado, Rivard et al (213) mostraron que la sobreexpresión del RAT1 podría alterar el mecanismo de excitación-contracción del corazón, independientemente de la hipertrofia cardíaca y de la remodelación. En el presente trabajo se comprobó que la sobreexpresión de los RAT1, con niveles plasmáticos de Ang II normales (86), tiene un efecto deletéreo sobre la función ventricular sistólica y diastólica. Además, se amplió el conocimiento y se mostró que el modelo murino estudiado presenta disfunción diastólica medida a través de estudios *in vivo*, *in vitro* y ecocardiográficos. Sin embargo, el análisis de la función diastólica ventricular y, en particular, de la relajación ventricular en modelos de estimulación crónica del RAT1 sigue siendo controvertido. Algunos autores han publicado que la relajación ventricular se conserva (198), mientras que otros han descrito el deterioro de la misma (86; 205). En este estudio, el grupo Tg confirmó un deterioro significativo de la relajación tanto *in vivo* como *in vitro*, que se normalizó con el tratamiento. En el presente trabajo, la medición de la función ventricular in vitro permite independizar el estado contráctil y la relajación miocárdica de la frecuencia cardíaca. Asimismo, permite aseverar que el deterioro encontrado en el inotropismo y lusitropismo son inherentes al modelo estudiado y no a los cambios encontrados en la frecuencia cardíaca en el grupo Tg.

Tratamiento con losartán durante 7 días

Dada la asociación que se encontró entre la disfunción ventricular izquierda y la presencia de hipertrofia cardíaca, y el efecto del tratamiento con LOS durante 30 días que la revierte y mejora la función ventricular, surgió la necesidad de realizar un grupo Tg con 7 días de tratamiento, para eliminar la hipertrofia como variable. Al respecto, distintos autores mostraron que el tratamiento con inhibidores de la renina (214), los IECA (29) o los ARA II (215) disminuyen la presión arterial y pueden revertir con diferente eficacia la hipertrofia cardíaca en tratamientos que superen los 14 días (216). En el presente estudio, se trató de profundizar el conocimiento analizando un grupo con 7 días de tratamiento, asumiendo que este lapso no iba a revertir la hipertrofia cardíaca, pero podría mejorar el funcionamiento del corazón. En concordancia con lo expuesto, el grupo Tg-L 7d presentó hipertrofia cardíaca similar a la encontrada en el grupo Tg no tratado confirmando que el tiempo de tratamiento no era suficiente para revertir esta patología. Sin embargo, se revirtió el deterioro encontrado en la función ventricular sistólica y diastólica medida por técnicas funcionales in vivo e in vitro. Además, como se describe más adelante el grupo Tg-L 7d mejoró la expresión y fosforilación de la proteína PKCα.

Rol de la expresión y fosforilación de la proteína PKCα

Diferentes proteínas intracelulares están involucradas en la regulación del estado contráctil del corazón. En particular, Buenaventura y col (217) han mostrado la participación de la PKC en la regulación de la contractilidad miocárdica. En este sentido, se señaló que la menor expresión de PKCα, pero no de las otras isoformas, regula de manera favorable el estado contráctil y la relajación miocárdica (218). Este efecto estaría vinculado con un incremento en la fosforilación de fosfolamban (PLB), lo que provocaría un desacople de esta proteína de la bomba de recaptación SERCA 2, con el subsecuente incremento en la recaptación de Ca^{2+} por parte del retículo sarcoplásmico (SR), mejorando de esta manera el lusitropismo. Igualmente, posterior a un estímulo contráctil, el incremento del Ca^{2+} en el SR, lleva a un aumento del Ca^{2+} citosólico que mejora el estado contráctil basal (219). En concordancia con lo expuesto, en el presente estudio se demostró que existe una mayor expresión y fosforilación de PKCα en el grupo Tg, coincidente con el deterioro en el estado contráctil y la relajación. Además, el tratamiento con LOS durante 7 o 30 días mejoró el estado contráctil y la relajación, disminuyendo la expresión y la fosforilación de PKCα. Cabe aclarar que el cociente PKCα/ $PKC\alpha_{fosfo}$ no fue significativo entre los grupos, con lo cual la mayor fosforilación de la proteína puede atribuirse al incremento en la expresión de PKCα. Por consiguiente se puede sugerir que la mejoría observada en el funcionamiento cardíaco de los animales tratados, se encuentra relacionada con la disminución en la expresión de PKCα. Además, adicionalmente, se comprueba que este proceso es independiente del fenómeno hipertrófico encontrado.

ESTUDIO DEL ENVEJECIMIENTO DE LOS RATONES TRANSGÉNICOS

El modelo transgénico

En el presente trabajo se demostró que los ratones Tg presentaron menor sobrevida que su grupo control. Es importante notar que no se ha encontrado en la bibliografía un trabajo que describa detalladamente la expectativa de vida, y más específicamente el envejecimiento en ratones con sobreexpresión cardíaca especifica del RAT1. Diferentes autores que utilizaron un modelo de ratón transgénico similar al estudiado, señalaron la aparición de muerte temprana asociada (197) y no asociada (196) a insuficiencia cardíaca. Sadoshima et al (86) señalaron que la sobreexpresión cardíaca del RAT1 no estuvo asociada a un incremento en la mortalidad de los ratones Tg. Por otra parte, en coincidencia con los presentes datos, en un modelo de sobreexpresión cardíaca de ECA se observó que los animales presentaban muerte súbita (198). En relación a lo expuesto pero por un mecanismo diferente, los fármacos que antagonizan a alguno de los componentes del sistema renina angiotensina incrementaron la sobrevida y limitaron el daño de órgano blanco generado por el envejecimiento (7). En resumen, ya sea mediante la inhibición de la ECA (37), o con los antagonistas del RAT1 (220) se pudo observar que las ratas estaban protegidas del proceso deletéreo del envejecimiento sobre el sistema cardiovascular y además que incrementaron su expectativa de vida (7). En este sentido, Benigni et al (195) mostraron que los ratones knockout para el receptor AT1A no presentan mortalidad temprana y, por el contrario, viven un 26% más que los controles; a su vez tienen menores lesiones escleróticas en la arteria aorta y un daño cardíaco menor con el envejecimiento. En resumen los datos presentados son coherentes con la bibliografía respecto a que el incremento en la activación de alguno de los componentes del SRA es deletéreo para el sistema cardiovascular, favorece la evolución precoz del envejecimiento y disminuye la expectativa de vida.

Ingesta de agua y peso corporal de los animales envejecidos

Trabajos previos sugieren que en el envejecimiento se deteriora la capacidad de conservar el agua y mantener el equilibrio electrolítico (Na^+, Cl^-, K^+, etc.), así, la disminución del agua corporal total, lleva a la deshidratación intra y extracelular (221). La deshidratación estimula la liberación de hormonas implicadas en la regulación de los fluidos corporales: hormona antidiurética (ADH o vasopresina), renina, y por lo tanto, angiotensina (Ang II), así como aldosterona. La Ang II tiene una serie de efectos: vasoconstricción, aumento de la sed y el apetito por el sodio, liberación de ADH y de aldosterona. En conjunto la Ang II aumenta el volumen sanguíneo a través de la liberación de aldosterona, para reducir la pérdida de agua y de sodio por los riñones aumenta el consumo de líquido, la perfusión de los tejidos y mejora el funcionamiento del sistema cardiovascular. Estos diversos efectos están mediados por el RAT1 (222). Por otro lado, se ha sugerido que en la vejez aparece una disfunción en la regulación del equilibrio de los fluidos corporales que no responden a los estímulos de la sed impidiendo una hidratación adecuada (223), a su vez el agua corporal total disminuye con la edad (221). En el presente trabajo se demostró, que pese a la participación importante que posee el SRA en la regulación de la homeostasis hídrica, los ratones con sobreexpresión cardíaca específica del RAT1 no modificaron la ingesta de H_2O respecto de su grupo control, en los tiempos de protocolo utilizados.

En otra serie de experimentos realizados en ratones y ratas se ha observado que la interrupción del gen de la ECA (224) y de la renina (225) o el uso de antagonistas de los diferentes componentes del SRA, genera un mayor metabolismo de las grasas y pérdida de peso (226; 227). Además, en todos estos estudios, se observó que los animales se convirtieron en polidípsicos y aumentaron al doble su ingesta diaria de agua. Resultados similares, en cuanto a la ingesta de agua y pérdida de peso se refieren, se encontraron en los trabajos de Basso et al. (33; 37) con el antagonista de la ECA enalapril.

Benigni et al. (195) en ratones noqueados para el RAT1A, no mostraron modificaciones en el peso corporal ni en la glucemia en ayunas. Con lo cual, la reducción en las lesiones ateroscleróticas y la fibrosis cardíaca, encontradas en éste modelo, no estuvieron relacionadas con cambios en el peso de los animales. Apoyando lo observado por Benigni, en el presente trabajo no se encontraron modificaciones en el peso corporal, en la ingesta de líquidos, ni en el crecimiento de los animales Tg en ninguno de los tiempos estudiados, pese a ser modelos completamente antagónicos en su fisiología.

Hipertrofia, diámetro de los miocitos y colágeno en ratones viejos

Con el envejecimiento cardíaco se observa un incremento moderado en el espesor de la pared del ventrículo izquierdo, incluso en ausencia de hipertensión arterial u otra causa que incremente la poscarga. De hecho, es un tipo de hipertrofia concéntrica, que se caracteriza por un aumento del tamaño de los miocardiocitos debido a la adición de sarcómeros en paralelo (228). La evaluación de la hipertrofia puede realizarse por diferentes métodos entre los más utilizados se encuentra el cociente peso del corazón / peso corporal (197; 210) o la medición del diámetro de los miocitos mediante la técnica de Lectina-Rodamina (86), que permite evaluar la condición de hipertrofia concéntrica. La aparición de hipertrofia concéntrica en el tabique interventricular, puede obstruir el tracto de salida del ventrículo izquierdo y por lo tanto conducir a un aumento de la poscarga. Una posible explicación de esta hipertrofia leve en las personas mayores es el aumento de la presión arterial sistólica, aunque la contribución neurohormonal y/o de otros factores se considera igualmente posible (38). Se ha demostrado que la activación del SRA, en particular de la Ang II, produce hipertrofia mal adaptativa y a su vez incrementa la síntesis del colágeno de la matriz extracelular En este sentido, se acepta que la activación intracardíaca y/o sistémica del SRA juega un rol crítico en el desarrollo de hipertrofia cardíaca y en la mayoría de los fenómenos asociados al remodelamiento cardíaco producido durante el envejecimiento (29).

Estudios previos demostraron que la inhibición crónica del SRA desde el destete de los animales con agentes farmacológicos (IECA o ARA II) previno la hipertrofia cardiovascular, disminuyó la fibrosis y el depósito de colágeno en la matriz extracelular del corazón e incrementó significativamente la supervivencia en la rata (33; 37). En relación con lo expuesto, en ratas espontáneamente hipertensas, la inhibición del SRA fue capaz de revertir la hipertrofia miocárdica, relacionada con la edad avanzada y la fibrosis, atenuando el daño producido por el envejecimiento y el estrés oxidativo, mediado por Ang II (164). En este sentido, el uso de inhibidores de la ECA logró disminuir la hipertrofia y la síntesis de colágeno en el corazón (229). En coincidencia con lo expuesto, se encontró que el grupo Tg, con sobreexpresión cardíaca del RAT1, tuvo hipertrofia cardíaca en todos los tiempos estudiados, medida por el cociente peso del corazón / peso corporal o mediante la técnica de Lectina-Rodamina. Además, se detectó un incremento del colágeno intersticial dependiente de la edad en ambos grupos envejecidos.

Función ventricular izquierda y respuesta al isoproterenol en ratones envejecidos

El sistema cardiovascular envejecido se asocia con un deterioro en la función sistólica y diastólica, con disminución de la contractilidad y prolongación del tiempo de relajación, respectivamente (38). Asimismo, hay una reducción de la capacidad de respuesta a la estimulación de los receptores β-adrenérgicos (39), una disminución de la reactividad de los barorreceptores y quimiorreceptores y un aumento de las catecolaminas circulantes (38). Asimismo, si bien el SRA sistémico disminuye durante el envejecimiento, se demostró que los niveles de ARNm de ECA y Ang están incrementados en el ventrículo izquierdo en la senectud (40). Estos cambios traen como consecuencia un deterioro en la función ventricular izquierda, la posible progresión a insuficiencia cardíaca, defectos de la conducción aurículo-ventricular, entre otras patologías observadas durante la vejez (41).

En el presente estudio, no se evidenciaron cambios significativos en la presión arterial media, en la presión sistólica ventricular, ni en la presión diastólica final. Al respecto, se ha considerado que si bien algunos autores han señalado que la presión arterial se incrementa con la edad en ratas (12), otros trabajos realizados en ratas y ratones envejecidos no muestran un incremento de la misma (230; 231). Se ha indicado, que en ratones de 18 meses de vida, la presión sistólica y diastólica no se modifica, si bien Li et al (232) encuentran un aumento realizando un corte experimental a los 24 meses. Cabe aclarar, que la PDF en respuesta al isoproterenol estuvo alterada en el grupo Tg 18M, esto podría explicarse por el aumento observado en la rigidez miocárdica en ratones que sobreexpresan el RAT1 (86). Por otro lado, la medición de la $+dP/dt_{max}$ muestra un deterioro a los 18 meses de vida en el grupo Tg. Este resultado coincide con la observaciones de Reddy et al. (233) que muestran una caída en el estado contráctil con el envejecimiento. Además, en el presente trabajo la relajación isovolúmica, se encontró alterada en el grupo Tg en todos los tiempos experimentales confirmando los datos de Zhai et al. (86) en un modelo similar de sobreexpresión del RAT1.

Tan importante como la medición de la función ventricular izquierda en reposo, es la capacidad de reserva del corazón para responder al estrés. El estímulo β-adrenérgico por la administración de catecolaminas se usa comúnmente en la práctica clínica como una prueba de esfuerzo farmacológica (234) para analizar la presencia de enfermedad coronaria significativa y se puede utilizar para analizar la reserva inotrópica, lusitrópica, y cronotrópica cardíaca. Sin embargo, el impacto del envejecimiento y la sobreexpresión del AT1 sobre la reserva contráctil no se conocen. En este sentido, diferentes estudios han revelado que la reserva inotrópica frente al estímulo con isoproterenol disminuye con el envejecimiento (235; 236). Sin embargo, el estudio de la reserva lusitrópica no ha sido extensamente estudiado en la vejez y algunos autores postulan que no sufriría modificaciones (39; 237). En el presente trabajo, se mostró que tanto la respuesta inotrópica como lusitrópica al isoproterenol estuvieron alteradas en el grupo Tg a los 18 meses de vida. El deterioro de ambas en este tiempo experimental se relaciona con el inicio de la mortalidad de los animales Tg, posiblemente exista un vínculo importante entre la caída de la función y la reserva ventricular izquierda frente al estrés y la disminución de la sobrevida en el grupo Tg. Cabe destacar que el grupo Tg a los 18 meses tuvo una menor respuesta cronotrópica, al isoproterenol, por lo tanto, el deterioro encontrado en la respuesta inotrópica y lusitrópica también podría explicarse por esta modificación. En el presente trabajo no se utilizó el término de reserva inotrópica y lusitrópica, debido a que para establecer una medición precisa de la misma, sería necesario evaluarla a una frecuencia cardíaca controlada y en nuestro modelo experimental, la frecuencia cardíaca fue espontánea.

En conclusión, los presentes resultados demuestran que la sobreexpresión cardíaca especifica del receptor AT1, genera un fenotipo cardíaco de hipertrofia y disfunción ventricular tanto sistólica como diastólica. Además, se demostró que tanto en etapas tempranas como en el envejecimiento el SRA cardíaco está asociado a la aparición de muerte precoz, con disminución de la sobrevida. Por último, que las vías de señalización de estos efectos deletéreos se encuentran íntimamente relacionadas con el incremento en la expresión y fosforilación de PKCα en etapas tempranas de la vida, que podría explicar en parte los hallazgos patológicos encontrados en el modelo transgénico estudiado.

Resumen

El sistema renina-angiotensina (SRA) participa en la regulación de la presión arterial, la homeostasis hidrosalina y el crecimiento celular. Además de la existencia del SRA plasmático en la actualidad se reconoce la existencia de SRA locales que regulan importantes funciones celulares de manera autocrina, intracrina y paracrina. En este sentido, se sabe que la activación intracardíaca y/o sistémica del SRA juega un rol crítico en el desarrollo de algunas patologías como: la hipertensión arterial, la hipertrofia cardíaca, y en la mayoría de los cambios asociados al remodelamiento cardíaco producido durante el envejecimiento.

Asimismo, la evidencia experimental y clínica demuestra que el bloqueo del SRA, mediante inhibidores de la enzima convertidora de angiotensina II (IECA) o bloqueantes del receptor de angiotensina II tipo 1 (ARA II), protege al sistema cardiovascular de la injuria producida por la hipertensión arterial o el envejecimiento. Además, la utilización de estos agentes farmacológicos demostró: prevenir la hipertrofia cardiovascular, disminuir la fibrosis y el depósito de colágeno en la matriz extracelular del corazón e incrementar significativamente la supervivencia en algunos modelos animales.

El proceso natural del envejecimiento se asocia con alteraciones en la fisiología cardiovascular. Los cambios observados ocurren con mayor frecuencia a medida que aumenta la edad. El sistema cardiovascular envejecido se asocia con una disminución de la elasticidad y el aumento de la rigidez del sistema arterial. Esto se traduce en aumento de la poscarga del ventrículo izquierdo, con aumento de la presión arterial sistólica e hipertrofia ventricular izquierda, que termina por deteriorar la función sistólica y diastólica, disminuyendo la contractilidad y prolongando el tiempo de relajación, respectivamente. Por último, hay una disminución de la capacidad de respuesta a la estimulación de los receptores β-adrenérgicos, una disminución de la reactividad de los barorreceptores y quimiorreceptores. Asimismo, si bien el SRA sistémico disminuye durante el envejecimiento, se demostró que los niveles de ARNm de ECA y Ang II están incrementados en el ventrículo izquierdo. Estos cambios pueden traer como consecuencia un deterioro en la función ventricular izquierda, la posible progresión a insuficiencia cardíaca, defectos de la conducción aurículo-ventricular, entre otras patologías observadas durante la vejez. Los cambios dependientes de la edad, observados en el organismo, han sido atribuidos a procesos tales como: 1.- el aumento del estrés oxidativo; 2.- las dietas hipercalóricas; 3.- el incremento en la activación de alguno de los componentes del SRA; y 4.- la expresión y/o transcripción de algunas proteínas como klotho, sirtuinas, insulina/IGF, FOXO y las telomerasas entre otras.

Por otro lado, el desarrollo de tecnologías orientadas a modificar la estructura y el funcionamiento de los genes en animales, ha proporcionado una nueva comprensión de la función de los genes del SRA. En este sentido, se generaron para su estudio, diferentes tipos de ratones transgénicos con sobreexpresión o disrupción de alguno de los componentes del SRA. Para ello, se utilizó la proteína de la cadena pesada de β-miosina, la cual logra que una determinada proteína tenga expresión cardíaca especifica. Al respecto, diversos autores generaron ratones transgénicos con sobreexpresión cardíaca especifica del receptor de angiotensina II tipo 1 (RAT1) y probaron que presentaban una mortalidad total de los animales a las 3 semanas de vida con un fenotipo cardíaco de hipertrofia ventricular y un trastorno de la conducción aurículo ventricular. Por otro lado en un modelo similar, se mostró que el aumento del RAT1 generó muerte súbita de los ratones a partir del día 80 de vida con características clínico-patológicas de insuficiencia cardíaca. Coincidiendo con estos hallazgos en un modelo de sobreexpresión cardíaca de enzima convertidora de angiotensina II (ECA) se observó que los animales exhibían trastornos electrocardiográficos compatibles con bloqueo aurículo-ventricular y muerte súbita. Siguiendo estos lineamientos, Sadoshima et al encontraron en ratones, que la sobreexpresión cardíaca del RAT1 produce un incremento en la hipertrofia ventricular y bloqueo aurículo ventricular de 2º grado, sin embargo ellos no documentaron la mortalidad de los animales.

En resumen los SRA sistémico y local tienen un rol importante en la fisiopatología de distintas enfermedades y fundamentalmente su activación acelera los procesos del envejecimiento. El objetivo del presente estudio fue analizar la expectativa de vida, las alteraciones cardíacas y evaluar los cambios en la función ventricular izquierda vinculados con el proceso de envejecimiento, en un modelo de ratones transgénicos con sobreexpresión cardíaca específica del RAT1 de angiotensina II. Además, como un objetivo adicional, se estudiaron ratones de 2 meses de vida que fueron tratados con losartan en diferentes concentraciones, para evaluar su efecto y la posible mejoría de los animales asociada al tratamiento.

Para ello se realizaron los siguientes grupos experimentales: ratones controles (NTg), ratones transgénicos (Tg) y ratones tratados con Losartan (Tg-L), los tres grupos experimentales se estudiaron a los 2 meses de vida, salvo un grupo adicional (Tg-L 7 d) que tuvo un tratamiento de 7 días. Además, se utilizaron ratones NTg y Tg de 6, 12 y 18 meses de vida para determinar las modificaciones producidas por el envejecimiento y la expectativa de vida en este modelo experimental.

El estudio de los animales Tg jóvenes mostró que tuvieron una mortalidad del 40% entre los 30 y los 60 días de vida, asociada a arritmias e hipertrofia cardíaca, con disfunción ventricular izquierda sistólica y diastólica, sin signos de insuficiencia cardíaca. Otro hallazgo significativo fue, que lo descrito previamente estuvo asociado con un incremento en la expresión y fosforilación de la proteína PKCα. Por su parte, el grupo que recibió tratamiento con LOS 50 mg/kg, revirtió la mortalidad y las alteraciones cardíacas encontradas en los Tg. Asimismo, revirtió el aumento en la expresión y fosforilación de PKCα. El tratamiento durante 30 días logró revertir las variables estudiadas incluyendo la hipertrofia. Dado que la regresión de la misma podría explicar los hallazgos encontrados, se estudió un grupo de animales tratados durante 7 días. Los resultados mostraron que en 7 días de tratamiento se revirtieron las alteraciones encontradas en la función ventricular izquierda y en la expresión y fosforilación de PKCα, sin modificar el grado de hipertrofia cardíaca observado en el grupo sin tratamiento independizándolas de la hipertrofia. Se concluyó que la mejoría observada estaría relacionada con la regresión de PKCα a sus valores basales.

El estudio sobre los ratones envejecidos mostró que los animales Tg tienen una expectativa de vida menor que el grupo control NTg. Si bien el grupo Tg mostró tener hipertrofia cardíaca en todos los tiempos estudiados en el protocolo experimental, sólo a los 18 meses se encontró la función cardíaca sistólica deteriorada asociada a disminución de la respuesta inotrópica al isoproterenol. Por su parte, la presión diastólica final no respondió frente al estímulo con isoproterenol en el grupo Tg 18M. Asimismo, se encontró disminuida la relajación isovolúmica en el grupo Tg en los diferentes tiempos estudiados, mientras la respuesta lusitrópica se mostró deteriorada en el grupo de 18 meses de vida.

En conclusión en el presente estudio se analizaron los diferentes mecanismos deletéreos asociados a la sobreexpresión cardíaca del RAT1 en un modelo murino. Además, se compararon diferentes lapsos, para evaluar de manera cronológica el daño cardíaco provocado en el grupo transgénico. Los datos obtenidos sugieren que la sobreexpresión cardíaca del RAT1 se asocia a la aparición de muerte súbita temprana y disminución de la expectativa de vida, que podría explicarse por su fenotipo cardíaco de hipertrofia y disfunción ventricular izquierda, que se pueden revertir con el tratamiento. Además, las alteraciones descriptas se pudieron relacionar al incremento en la expresión y fosforilación de la proteína PKCα.

Referencias

1. **Vaupel JW, Carey JR, Christensen K, Johnson TE, Yashin AI, Holm NV, Iachine IA, Kannisto V, Khazaeli AA, Liedo P, Longo VD, Zeng Y, Manton KG and Curtsinger JW.** Biodemographic trajectories of longevity. Science 280: 855-860, 1998.

2. **Schwartz RS.** Paul Ehrlich's magic bullets. N Engl J Med 350: 1079-1080, 2004.

3. **Mortimer PP. Alexander Fleming.** Citrated blood and penicillin: paths not pursued and applications delayed. Transfus Med 19: 304-308, 2009.

4. **Larbi A, Franceschi C, Mazzatti D, Solana R, Wikby A and Pawelec G.** Aging of the immune system as a prognostic factor for human longevity. Physiology (Bethesda) 23: 64-74, 2008.

5. **Christensen K, Johnson TE and Vaupel JW.** The quest for genetic determinants of human longevity: challenges and insights. Nat Rev Genet 7: 436-448, 2006.

6. **Morris BJ.** A forkhead in the road to longevity: the molecular basis of lifespan becomes clearer. J Hypertens 23: 1285-1309, 2005.

7. **Basso N, Cini R, Pietrelli A, Ferder L, Terragno NA and Inserra F.** Protective effect of long-term angiotensin II inhibition. Am J Physiol Heart Circ Physiol 293: H1351-H1358, 2007.

8. **Harman D.** The aging process. Basic Life Sci 49: 1057-1065, 1988.

9. **Harman D.** Aging: a theory based on free radical and radiation chemistry. J Gerontol 11: 298-300, 1956.

10. **Droge W and Schipper HM.** Oxidative stress and aberrant signaling in aging and cognitive decline. Aging Cell 6: 361-370, 2007.

11. **Remuzzi G, Benigni A and Remuzzi A.** Mechanisms of progression and regression of renal lesions of chronic nephropathies and diabetes. J Clin Invest 116: 288-296, 2006.

12. **Burns TR, Klima M, Teasdale TA and Kasper K.** Morphometry of the aging heart. Mod Pathol 3: 336-342, 1990.

13. **Leosco D, Rengo G, Iaccarino G, Filippelli A, Lymperopoulos A, Zincarelli C, Fortunato F, Golino L, Marchese M, Esposito G, Rapacciuolo A, Rinaldi B, Ferrara N, Koch WJ and Rengo F.** Exercise training and beta-blocker treatment ameliorate age-dependent impairment of

beta-adrenergic receptor signaling and enhance cardiac responsiveness to adrenergic stimulation. Am J Physiol Heart Circ Physiol 293: H1596-H1603, 2007.

14. Stewart KJ, Bacher AC, Turner KL, Fleg JL, Hees PS, Shapiro EP, Tayback M and Ouyang P. Effect of exercise on blood pressure in older persons: a randomized controlled trial. Arch Intern Med 165: 756-762, 2005.

15. Butler RN. Report and commentary from Madrid: the United Nations World Assembly on Ageing. J Gerontol A Biol Sci Med Sci 57: M770-M771, 2002.

16. Kinsella K and Velkoff VA. Life expectancy and changing mortality. Aging Clin Exp Res 14: 322-332, 2002.

17. Trends in aging--United States and worldwide. MMWR Morb Mortal Wkly Rep 52: 101-4, 106, 2003.

18. Schargrodsky H, Hernandez-Hernandez R, Champagne BM, Silva H, Vinueza R, Silva Aycaguer LC, Touboul PJ, Boissonnet CP, Escobedo J, Pellegrini F, Macchia A and Wilson E. CARMELA: assessment of cardiovascular risk in seven Latin American cities. Am J Med 121: 58-65, 2008.

19. Rosamond W, Flegal K, Friday G, Furie K, Go A, Greenlund K, Haase N, Ho M, Howard V, Kissela B, Kittner S, Lloyd-Jones D, McDermott M, Meigs J, Moy C, Nichol G, O'Donnell CJ, Roger V, Rumsfeld J, Sorlie P, Steinberger J, Thom T, Wasserthiel-Smoller S and Hong Y. Heart disease and stroke statistics—2007 update: a report from the American Heart Association Statistics Committee and Stroke Statistics Subcommittee. Circulation 115: e69-171, 2007.

20. Morbidity and Mortality: 2009 Chart Book on Cardiovascular, Lung, and Blood Diseases. 2009.

21. Dai DF and Rabinovitch PS. Cardiac aging in mice and humans: the role of mitochondrial oxidative stress. Trends Cardiovasc Med 19: 213-220, 2009.

22. Brodsky SV, Gealekman O, Chen J, Zhang F, Togashi N, Crabtree M, Gross SS, Nasjletti A and Goligorsky MS. Prevention and reversal of premature endothelial cell senescence and vasculopathy in obesity-induced diabetes by ebselen. Circ Res 94: 377-384, 2004.

23. Rubinstein A, Colantonio L, Bardach A, Caporale J, Marti SG, Kopitowski K, Alcaraz A, Gibbons L, Augustovski F and Pichon-Riviere A. Estimation of the burden of cardiovascular disease attributable to modifiable risk factors and costeffectiveness analysis of preventative interventions to reduce this burden in Argentina. BMC Public Health 10: 627, 2010.

24. Vasan RS, Beiser A, Seshadri S, Larson MG, Kannel WB, D'Agostino RB and Levy D. Residual lifetime risk for developing hypertension in middle-aged women and men: The Framingham Heart Study. JAMA 287: 1003-1010, 2002.

25. Carlberg B and Nilsson PM. Hypertension in the elderly: what is the goal blood pressure target and how can this be attained? Curr Hypertens Rep 12: 331-334, 2010.

26. Cohen DL and Townsend RR. Update on Pathophysiology and Treatment of Hypertension in the Elderly. Curr Hypertens Rep 2011.

27. Burns EM, Kruckeberg TW, Comerford LE and Buschmann MT. Thinning of capillary walls and declining numbers of endothelial mitochondria in the cerebral cortex of the aging primate, Macaca nemestrina. J Gerontol 34: 642-650, 1979.

28. Burson JM, Aguilera G, Gross KW and Sigmund CD. Differential expression of angiotensin receptor 1A and 1B in mouse. Am J Physiol 267: E260-E267, 1994.

29. Ferder LF, Inserra F and Basso N. Advances in our understanding of aging: role of the renin-angiotensin system. Curr Opin Pharmacol 2: 189-194, 2002.

30. Ogihara T, Saruta T, Rakugi H, Matsuoka H, Shimamoto K, Shimada K, Imai Y, Kikuchi K, Ito S, Eto T, Kimura G, Imaizumi T, Takishita S and Ueshima H. Target blood pressure for treatment of isolated systolic hypertension in the elderly: valsartan in elderly isolated systolic hypertension study. Hypertension 56: 196-202, 2010.

31. Sinclair DA. Toward a unified theory of caloric restriction and longevity regulation. Mech Ageing Dev 126: 987-1002, 2005.

32. Vatner SF, Yan L, Ishikawa Y, Vatner DE and Sadoshima J. Adenylyl cyclase type 5 disruption prolongs longevity and protects the heart against stress. Circ J 73: 195- 200, 2009.

33. Basso N, Paglia N, Stella I, de Cavanagh EM, Ferder L, del Rosario Lores AM and Inserra F. Protective effect of the inhibition of the renin-angiotensin system on aging. Regul Pept 128: 247-252, 2005.

34. Alcendor RR, Gao S, Zhai P, Zablocki D, Holle E, Yu X, Tian B, Wagner T, Vatner SF and Sadoshima J. Sirt1 regulates aging and resistance to oxidative stress in the heart. Circ Res 100: 1512-1521, 2007.

35. Sun Y and Weber KT. RAS and connective tissue in the heart. Int J Biochem Cell Biol 35: 919-931, 2003.

36. Saupe KW, Sobol SC, Koh SG and Apstein CS. Effects of AT1 receptor block begun late in life on normal cardiac aging in rats. J Cardiovasc Pharmacol 42: 573- 580, 2003.

37. Basso N, Paglia N, Cini R, Inserra F and Terragno NA. Effect of omapatrilat on the aging process of the normal rat. Cell Mol Biol (Noisy -le-grand) 51: 557-564, 2005.

38. Karavidas A, Lazaros G, Tsiachris D and Pyrgakis V. Aging and the cardiovascular system. Hellenic J Cardiol 51: 421-427, 2010.

39. Hees PS, Fleg JL, Mirza ZA, Ahmed S, Siu CO and Shapiro EP. Effects of normal aging on left ventricular lusitropic, inotropic, and chronotropic responses to dobutamine. J Am Coll Cardiol 47: 1440-1447, 2006.

40. Heymes C, Swynghedauw B and Chevalier B. Activation of angiotensinogen and angiotensin-converting enzyme gene expression in the left ventricle of senescent rats. Circulation 90: 1328-1333, 1994.

41. Cheitlin MD. Cardiovascular physiology-changes with aging. Am J Geriatr Cardiol 12: 9-13, 2003.

42. Phillips MI and Schmidt-Ott KM. The Discovery of Renin 100 Years Ago. News Physiol Sci 14: 271-274, 1999.

43. Tigerstedt, R. and Bergman, P. G. Niere und Kreislauf. Skand.Arch.Physiol. 8, 223-271. 1898.

44. Goldblatt H, Lynch J, Hanzal RF and Summerville WW. STUDIES ON EXPERIMENTAL HYPERTENSION: I. THE PRODUCTION OF PERSISTENT ELEVATION OF SYSTOLIC BLOOD PRESSURE BY MEANS OF RENAL ISCHEMIA. J Exp Med 59: 347-379, 1934.

45. Houssay, B. A. and Taquini, A. C. Acción vasocontrictora de la sangre venosa del riñón isquemiado. Rev.Soc.Arg Biol. 14, 5-14. 1938.

46. Braun-Menendez, E. and Fasciolo, J. C. Acción vasocontrictora e hipertensora de la sangre venosa del riñón en isquemia incompleta aguda. Rev.Soc.Arg Biol. 15, 161-172. 1939.

47. Page, I. H., McSwain, B., Knapp, G., and Andrus, W. The origin of renin activator. Amer.J.Physiol 135, 214-222. 1941.

48. Leloir, L. F., Muñoz, J. M., Taquini, A. C., Braun-Menendez, E., and Fasciolo, J. C. La formación del angiotensinógeno. Rev.Argent Cardiol 9, 269-278. 1942.

49. Basso N and Terragno NA. History about the discovery of the renin-angiotensin system. Hypertension 38: 1246-1249, 2001.

50. Nidia Basso. SISTEMA RENINA ANGIOTENSINA. ESTADO ACTUAL. TOMO 60 Nº2 - 2010. 2010.

51. Ferreira SH. A BRADYKININ-POTENTIATING FACTOR (BPF) PRESENT IN THE VENOM OF BOTHROPS JARARCA. Br J Pharmacol Chemother 24: 163-169, 1965.

52. Ondetti MA, Williams NJ, Sabo EF, Pluscec J, Weaver ER and Kocy O. Angiotensin-converting enzyme inhibitors from the venom of Bothrops jararaca. Isolation, elucidation of structure, and synthesis. Biochemistry 10: 4033-4039, 1971.

53. Hsueh WA and Baxter JD. Human prorenin. Hypertension 17: 469-477, 1991. 54. Castrop H, Hocherl K, Kurtz A, Schweda F, Todorov V and Wagner C. Physiology of kidney renin. Physiol Rev 90: 607-673, 2010.

55. Harris RC. The macula densa: recent developments. J Hypertens 14: 815-822, 1996.

56. Moss NG. Renal function and renal afferent and efferent nerve activity. Am J Physiol 243: F425-F433, 1982.

57. Johnson JA, Davis JO, Gotshall RW, Lohmeier TE, Davis JL, Braverman B and Tempel GE. Evidence for an intrarenal beta receptor in control of renin release. Am J Physiol 230: 410-418, 1976.

58. Johnson JA, Davis JO and Witty RT. Effects of catecholamines and renal nerve stimulation on renin release in the nonfiltering kidney. Circ Res 29: 646-653, 1971.

59. Dunn MJ and Hood VL. Prostaglandins and the kidney. Am J Physiol 233: 169-184, 1977.

60. Churchill PC. Second messengers in renin secretion. Am J Physiol 249: F175-F184, 1985.

61. Beierwaltes WH. Nitric oxide participates in calcium-mediated regulation of renin release. Hypertension 23: I40-I44, 1994.

62. Bunnemann B, Fuxe K and Ganten D. The renin-angiotensin system in the brain: an update 1993. Regul Pept 46: 487-509, 1993.

63. Campbell DJ and Habener JF. Angiotensinogen gene is expressed and differentially regulated in multiple tissues of the rat. J Clin Invest 78: 31-39, 1986.

64. Campbell DJ. Circulating and tissue angiotensin systems. J Clin Invest 79: 1-6, 1987.

65. Campbell DJ. Tissue renin-angiotensin system: sites of angiotensin formation. J Cardiovasc Pharmacol 10 Suppl 7: S1-S8, 1987.

66. Cassis LA, Saye J and Peach MJ. Location and regulation of rat angiotensinogen messenger RNA. Hypertension 11: 591-596, 1988.

67. Kim HS, Krege JH, Kluckman KD, Hagaman JR, Hodgin JB, Best CF, Jennette JC, Coffman TM, Maeda N and Smithies O. Genetic control of blood pressure and the angiotensinogen locus. Proc Natl Acad Sci U S A 92: 2735-2739, 1995.

68. Walker WG, Whelton PK, Saito H, Russell RP and Hermann J. Relation between blood pressure and renin, renin substrate, angiotensin II, aldosterone and urinary sodium and potassium in 574 ambulatory subjects. Hypertension 1: 287-291, 1979.

69. Brasier AR and Li J. Mechanisms for inducible control of angiotensinogen gene transcription. Hypertension 27: 465-475, 1996.

70. Brasier AR, Philippe J, Campbell DJ and Habener JF. Novel expression of the angiotensinogen gene in a rat pancreatic islet cell line. Transcriptional regulation by glucocorticoids. J Biol Chem 261: 16148-16154, 1986.

71. Brasier AR, Li J and Copland A. Transcription factors modulating angiotensinogen gene expression in hepatocytes. Kidney Int 46: 1564-1566, 1994.

72. Klett C, Hellmann W, Hackenthal E and Ganten D. Modulation of tissue angiotensinogen gene expression by glucocorticoids, estrogens, and androgens in SHR and WKY rats. Clin Exp Hypertens 15: 683-708, 1993.

73. Krattenmacher R, Knauthe R, Parczyk K, Walker A, Hilgenfeldt U and Fritzemeier KH. Estrogen action on hepatic synthesis of angiotensinogen and IGF-I: direct and indirect estrogen effects. J Steroid Biochem Mol Biol 48: 207-214, 1994.

74. Hong-Brown LQ and Deschepper CF. Effects of thyroid hormones on angiotensinogen gene expression in rat liver, brain, and cultured cells. Endocrinology 130: 1231-1237, 1992.

75. Klett C, Nobiling R, Gierschik P and Hackenthal E. Angiotensin II stimulates the synthesis of angiotensinogen in hepatocytes by inhibiting adenylylcyclase activity and stabilizing angiotensinogen mRNA. J Biol Chem 268: 25095-25107, 1993.

76. Kohara K, Brosnihan KB, Ferrario CM and Milsted A. Peripheral and central angiotensin II regulates expression of genes of the renin-angiotensin system. Am J Physiol 262: E651-E657, 1992.

77. Reid IA, Morris BJ and Ganong WF. The renin-angiotensin system. Annu Rev Physiol 40: 377-410, 1978.

78. Erdos EG and Skidgel RA. The angiotensin I-converting enzyme. Lab Invest 56: 345-348, 1987.

79. Ondetti MA, Rubin B and Cushman DW. Design of specific inhibitors of

angiotensin-converting enzyme: new class of orally active antihypertensive agents. Science 196: 441-444, 1977.

80. Sasaki K, Yamano Y, Bardhan S, Iwai N, Murray JJ, Hasegawa M, Matsuda Y and Inagami T. Cloning and expression of a complementary DNA encoding a bovine adrenal angiotensin II type-1 receptor. Nature 351: 230-233, 1991.

81. Oliverio MI and Coffman TM. Angiotensin II Receptor Physiology Using Gene Targeting. News Physiol Sci 15: 171-175, 2000.

82. Ito M, Oliverio MI, Mannon PJ, Best CF, Maeda N, Smithies O and Coffman TM. Regulation of blood pressure by the type 1A angiotensin II receptor gene. Proc Natl Acad Sci U S A 92: 3521-3525, 1995.

83. Aguilera G. Role of angiotensin II receptor subtypes on the regulation of aldosterone secretion in the adrenal glomerulosa zone in the rat. Mol Cell Endocrinol 90: 53-60, 1992.

84. Masilamani S, Kim GH, Mitchell C, Wade JB and Knepper MA. Aldosteronemediated regulation of ENaC alpha, beta, and gamma subunit proteins in rat kidney. J Clin Invest 104: R19-R23, 1999.

85. Davisson RL, Oliverio MI, Coffman TM and Sigmund CD. Divergent functions of angiotensin II receptor isoforms in the brain. J Clin Invest 106: 103-106, 2000.

86. Zhai P, Yamamoto M, Galeotti J, Liu J, Masurekar M, Thaisz J, Irie K, Holle E, Yu X, Kupershmidt S, Roden DM, Wagner T, Yatani A, Vatner DE, Vatner SF and Sadoshima J. Cardiac-specific overexpression of AT1 receptor mutant lacking G alpha q/G alpha i coupling causes hypertrophy and bradycardia in transgenic mice. J Clin Invest 115: 3045-3056, 2005.

87. **Ushio-Fukai M, Griendling KK, Akers M, Lyons PR and Alexander RW.** Temporal dispersion of activation of phospholipase C-beta1 and -gamma isoforms by angiotensin II in vascular smooth muscle cells. Role of alphaq/11, alpha12, and beta gamma G protein subunits. J Biol Chem 273: 19772-19777, 1998.

88. **Mehta PK and Griendling KK.** Angiotensin II cell signaling: physiological and pathological effects in the cardiovascular system. Am J Physiol Cell Physiol 292: C82-C97, 2007.

89. **Sarkis A, Lopez B and Roman RJ.** Role of 20-hydroxyeicosatetraenoic acid and epoxyeicosatrienoic acids in hypertension. Curr Opin Nephrol Hypertens 13: 205- 214, 2004.

90. **Higuchi S, Ohtsu H, Suzuki H, Shirai H, Frank GD and Eguchi S.** Angiotensin II signal transduction through the AT1 receptor: novel insights into mechanisms and pathophysiology. Clin Sci (Lond) 112: 417-428, 2007.

91. **Taniyama Y, Ushio-Fukai M, Hitomi H, Rocic P, Kingsley MJ, Pfahnl C, Weber DS, Alexander RW and Griendling KK.** Role of p38 MAPK and MAPKAPK-2 in angiotensin II-induced Akt activation in vascular smooth muscle cells. Am J Physiol Cell Physiol 287: C494-C499, 2004.

92. **Sadoshima J.** Cytokine actions of angiotensin II. Circ Res 86: 1187-1189, 2000.

93. **Inagami T, Guo DF and Kitami Y.** Molecular biology of angiotensin II receptors: an overview. J Hypertens Suppl 12: S83-S94, 1994.

94. **Mukoyama M, Nakajima M, Horiuchi M, Sasamura H, Pratt RE and Dzau VJ.** Expression cloning of type 2 angiotensin II receptor reveals a unique class of seventransmembrane receptors. J Biol Chem 268: 24539-24542, 1993.

95. **Steckelings UM, Kaschina E and Unger T.** The AT2 receptor--a matter of love and hate. Peptides 26: 1401-1409, 2005.

96. **Kambayashi Y, Bardhan S, Takahashi K, Tsuzuki S, Inui H, Hamakubo T and Inagami T.** Molecular cloning of a novel angiotensin II receptor isoform involved in phosphotyrosine phosphatase inhibition. J Biol Chem 268: 24543-24546, 1993.

97. **Chung O, Csikos T and Unger T.** Angiotensin II receptor pharmacology and AT1- receptor blockers. J Hum Hypertens 13 Suppl 1: S11-S20, 1999.

98. Schulman IH and Raij L. The angiotensin II type 2 receptor: what is its clinical significance? Curr Hypertens Rep 10: 188-193, 2008.

99. Benndorf RA, Krebs C, Hirsch-Hoffmann B, Schwedhelm E, Cieslar G, Schmidt-Haupt R, Steinmetz OM, Meyer-Schwesinger C, Thaiss F, Haddad M, Fehr S, Heilmann A, Helmchen U, Hein L, Ehmke H, Stahl RA, Boger RH and Wenzel UO. Angiotensin II type 2 receptor deficiency aggravates renal injury and reduces survival in chronic kidney disease in mice. Kidney Int 75: 1039-1049, 2009.

100. Ferrario CM, Brosnihan KB, Diz DI, Jaiswal N, Khosla MC, Milsted A and Tallant EA. Angiotensin-(1-7): a new hormone of the angiotensin system. Hypertension 18: III126-III133, 1991.

101. Donoghue M, Hsieh F, Baronas E, Godbout K, Gosselin M, Stagliano N, Donovan M, Woolf B, Robison K, Jeyaseelan R, Breitbart RE and Acton S. A novel angiotensin-converting enzyme-related carboxypeptidase (ACE2) converts angiotensin I to angiotensin 1-9. Circ Res 87: E1-E9, 2000.

102. Tipnis SR, Hooper NM, Hyde R, Karran E, Christie G and Turner AJ. A human homolog of angiotensin-converting enzyme. Cloning and functional expression as a captopril-insensitive carboxypeptidase. J Biol Chem 275: 33238-33243, 2000.

103. Oudit GY, Crackower MA, Backx PH and Penninger JM. The role of ACE2 in cardiovascular physiology. Trends Cardiovasc Med 13: 93-101, 2003.

104. Touyz RM, Tabet F and Schiffrin EL. Redox-dependent signalling by angiotensin II and vascular remodelling in hypertension. Clin Exp Pharmacol Physiol 30: 860-866, 2003.

105. Crackower MA, Sarao R, Oudit GY, Yagil C, Kozieradzki I, Scanga SE, Oliveirados- Santos AJ, da CJ, Zhang L, Pei Y, Scholey J, Ferrario CM, Manoukian AS, Chappell MC, Backx PH, Yagil Y and Penninger JM. Angiotensin-converting enzyme 2 is an essential regulator of heart function. Nature 417: 822-828, 2002.

106. Yamamoto K, Ohishi M, Katsuya T, Ito N, Ikushima M, Kaibe M, Tatara Y, Shiota A, Sugano S, Takeda S, Rakugi H and Ogihara T. Deletion of angiotensinconverting enzyme 2 accelerates pressure overload-induced cardiac dysfunction by increasing local angiotensin II. Hypertension 47: 718-726, 2006.

107. Danilczyk U and Penninger JM. Angiotensin-converting enzyme II in the heart and the kidney. Circ Res 98: 463-471, 2006.

108. Keidar S, Kaplan M and Gamliel-Lazarovich A. ACE2 of the heart: From angiotensin I to angiotensin (1-7). Cardiovasc Res 73: 463-469, 2007.

109. Welches WR, Brosnihan KB and Ferrario CM. A comparison of the properties and enzymatic activities of three angiotensin processing enzymes: angiotensin converting enzyme, prolyl endopeptidase and neutral endopeptidase 24.11. Life Sci 52: 1461-1480, 1993.

110. Chappell MC, Welches WR, Brosnihan KB and Ferrario CM. Inhibition of angiotensin converting enzyme by the metalloendopeptidase 3.4.24.15 inhibitor cphenylpropyl- alanyl- alanyl- phenylalanyl- p-aminobenzoate. Peptides 13: 943-946, 1992.

111. Metzger R, Bader M, Ludwig T, Berberich C, Bunnemann B and Ganten D. Expression of the mouse and rat mas proto-oncogene in the brain and peripheral tissues. FEBS Lett 357: 27-32, 1995.

112. Bunnemann B, Fuxe K, Metzger R, Mullins J, Jackson TR, Hanley MR and Ganten D. Autoradiographic localization of mas proto-oncogene mRNA in adult rat brain using in situ hybridization. Neurosci Lett 114: 147-153, 1990.

113. Kostenis E, Milligan G, Christopoulos A, Sanchez-Ferrer CF, Heringer-Walther S, Sexton PM, Gembardt F, Kellett E, Martini L, Vanderheyden P, Schultheiss HP and Walther T. G-protein-coupled receptor Mas is a physiological antagonist of the angiotensin II type 1 receptor. Circulation 111: 1806-1813, 2005.

114. Santos RA, Simoes e Silva AC, Maric C, Silva DM, Machado RP, de B, I, Heringer-Walther S, Pinheiro SV, Lopes MT, Bader M, Mendes EP, Lemos VS, Campagnole-Santos MJ, Schultheiss HP, Speth R and Walther T. Angiotensin- (1-7) is an endogenous ligand for the G protein-coupled receptor Mas. Proc Natl Acad Sci U S A 100: 8258-8263, 2003.

115. Tallant EA, Ferrario CM and Gallagher PE. Angiotensin-(1-7) inhibits growth of cardiac myocytes through activation of the mas receptor. Am J Physiol Heart Circ Physiol 289: H1560-H1566, 2005.

116. Eatman D, Wang M, Socci RR, Thierry-Palmer M, Emmett N and Bayorh MA. Gender differences in the attenuation of salt-induced hypertension by angiotensin (1- 7). Peptides 22: 927-933, 2001.

117. Zhi JM, Chen RF, Wang J, Jiao XY and Zhao RR. Comparative studies of vasodilating effects of angiotensin-(1-7) on the different vessels. Sheng Li Xue Bao 56: 730-734, 2004.

118. Almeida AP, Frabregas BC, Madureira MM, Santos RJ, Campagnole-Santos MJ and Santos RA. Angiotensin-(1-7) potentiates the coronary vasodilatatory effect of bradykinin in the isolated rat heart. Braz J Med Biol Res 33: 709-713, 2000.

119. Cesari M, Rossi GP and Pessina AC. Biological properties of the angiotensin peptides other than angiotensin II: implications for hypertension and cardiovascular diseases. J Hypertens 20: 793-799, 2002.

120. Reaux A, Fournie-Zaluski MC and Llorens-Cortes C. Angiotensin III: a central regulator of vasopressin release and blood pressure. Trends Endocrinol Metab 12: 157-162, 2001.

121. Hamilton TA, Handa RK, Harding JW and Wright JW. A role for the angiotensin IV/AT4 system in mediating natriuresis in the rat. Peptides 22: 935-944, 2001.

122. Kramar EA, Harding JW and Wright JW. Angiotensin II- and IV-induced changes in cerebral blood flow. Roles of AT1, AT2, and AT4 receptor subtypes. Regul Pept 68: 131-138, 1997.

123. van Kats JP, Danser AH, van Meegen JR, Sassen LM, Verdouw PD and Schalekamp MA. Angiotensin production by the heart: a quantitative study in pigs with the use of radiolabeled angiotensin infusions. Circulation 98: 73-81, 1998.

124. Kobori H, Prieto-Carrasquero MC, Ozawa Y and Navar LG. AT1 receptor mediated augmentation of intrarenal angiotensinogen in angiotensin II-dependent hypertension. Hypertension 43: 1126-1132, 2004.

125. Moulik S, Speth RC, Turner BB and Rowe BP. Angiotensin II receptor subtype distribution in the rabbit brain. Exp Brain Res 142: 275-283, 2002.

126. Ghiani BU and Masini MA. Angiotensin II binding sites in the rat pancreas and their modulation after sodium loading and depletion. Comp Biochem Physiol A Physiol 111: 439-444, 1995.

127. Thomas WG and Sernia C. The immunocytochemical localization of angiotensinogen in the rat ovary. Cell Tissue Res 261: 367-373, 1990.

128. Iwai N, Inagami T, Ohmichi N and Kinoshita M. Renin is expressed in rat macrophage/monocyte cells. Hypertension 27: 399-403, 1996.

129. Karlsson C, Lindell K, Ottosson M, Sjostrom L, Carlsson B and Carlsson LM. Human adipose tissue expresses angiotensinogen and enzymes required for its conversion to angiotensin II. J Clin Endocrinol Metab 83: 3925-3929, 1998.

130. Ruster C and Wolf G. Renin-angiotensin-aldosterone system and progression of renal disease. J Am Soc Nephrol 17: 2985-2991, 2006.

131. Billet S, Aguilar F, Baudry C and Clauser E. Role of angiotensin II AT1 receptor activation in cardiovascular diseases. Kidney Int 74: 1379-1384, 2008.

132. Suzuki Y, Ruiz-Ortega M, Lorenzo O, Ruperez M, Esteban V and Egido J. Inflammation and angiotensin II. Int J Biochem Cell Biol 35: 881-900, 2003.

133. Wu R, Laplante MA and De CJ. Cyclooxygenase-2 inhibitors attenuate angiotensin II-induced oxidative stress, hypertension, and cardiac hypertrophy in rats. Hypertension 45: 1139-1144, 2005.

134. Platten M, Youssef S, Hur EM, Ho PP, Han MH, Lanz TV, Phillips LK, Goldstein MJ, Bhat R, Raine CS, Sobel RA and Steinman L. Blocking angiotensin-converting enzyme induces potent regulatory T cells and modulates TH1- and TH17-mediated autoimmunity. Proc Natl Acad Sci U S A 106: 14948-14953, 2009.

135. Arregui A, Perry EK, Rossor M and Tomlinson BE. Angiotensin converting enzyme in Alzheimer's disease increased activity in caudate nucleus and cortical areas. J Neurochem 38: 1490-1492, 1982.

136. Mertens B, Vanderheyden P, Michotte Y and Sarre S. The role of the central renin-angiotensin system in Parkinson's disease. J Renin Angiotensin Aldosterone Syst 11: 49-56, 2010.

137. Munoz A, Rey P, Guerra MJ, Mendez-Alvarez E, Soto-Otero R and Labandeira- Garcia JL. Reduction of dopaminergic degeneration and oxidative stress by inhibition of angiotensin converting enzyme in a MPTP model of parkinsonism. Neuropharmacology 51: 112-120, 2006.

138. Li NC, Lee A, Whitmer RA, Kivipelto M, Lawler E, Kazis LE and Wolozin B. Use of angiotensin receptor blockers and risk of dementia in a predominantly male population: prospective cohort analysis. BMJ 340: b5465, 2010.

139. Shock NW. Physiologic aspects of aging. J Am Diet Assoc 56: 491-496, 1970.

140. Mates JM and Sanchez-Jimenez F. Antioxidant enzymes and their implications in pathophysiologic processes. Front Biosci 4: D339-D345, 1999.

141. Balaban RS, Nemoto S and Finkel T. Mitochondria, oxidants, and aging. Cell 120: 483-495, 2005.

142. Navarro A and Boveris A. The mitochondrial energy transduction system and the aging process. Am J Physiol Cell Physiol 292: C670-C686, 2007.

143. Ventura-Clapier R, Garnier A and Veksler V. Transcriptional control of mitochondrial biogenesis: the central role of PGC-1alpha. Cardiovasc Res 79: 208- 217, 2008.

144. Goffart S, von Kleist-Retzow JC and Wiesner RJ. Regulation of mitochondrial proliferation in the heart: power-plant failure contributes to cardiac failure in hypertrophy. Cardiovasc Res 64: 198-207, 2004.

145. Wallace DC and Fan W. The pathophysiology of mitochondrial disease as modeled in the mouse. Genes Dev 23: 1714-1736, 2009.

146. Zhang C, Bills M, Quigley A, Maxwell RJ, Linnane AW and Nagley P. Varied prevalence of age-associated mitochondrial DNA deletions in different species and tissues: a comparison between human and rat. Biochem Biophys Res Commun 230: 630-635, 1997.

147. Dai DF, Santana LF, Vermulst M, Tomazela DM, Emond MJ, MacCoss MJ, Gollahon K, Martin GM, Loeb LA, Ladiges WC and Rabinovitch PS. Overexpression of catalase targeted to mitochondria attenuates murine cardiac aging. Circulation 119: 2789-2797, 2009.

148. McCay CM, Crowell MF and Maynard LA. The effect of retarded growth upon the length of life span and upon the ultimate body size. 1935. Nutrition 5: 155-171, 1989.

149. Masoro EJ. Overview of caloric restriction and ageing. Mech Ageing Dev 126: 913- 922, 2005.

150. Lin SJ, Kaeberlein M, Andalis AA, Sturtz LA, Defossez PA, Culotta VC, Fink GR and Guarente L. Calorie restriction extends Saccharomyces cerevisiae lifespan by increasing respiration. Nature 418: 344-348, 2002.

151. Partridge L, Piper MD and Mair W. Dietary restriction in Drosophila. Mech Ageing Dev 126: 938-950, 2005.

152. Roth GS, Ingram DK and Lane MA. Caloric restriction in primates and relevance to humans. Ann N Y Acad Sci 928: 305-315, 2001.

153. Fontana L, Meyer TE, Klein S and Holloszy JO. Long-term calorie restriction is highly effective in reducing the risk for atherosclerosis in humans. Proc Natl Acad Sci U S A 101: 6659-6663, 2004.

154. McCay CM, Maynard LA, Sperling G and Barnes LL. The Journal of Nutrition. Volume 18 July--December, 1939. Pages 1--13. Retarded growth, life span, ultimate body size and age changes in the albino rat after feeding diets restricted in calories. Nutr Rev 33: 241-243, 1975.

155. Yu BP, Masoro EJ, Murata I, Bertrand HA and Lynd FT. Life span study of SPF Fischer 344 male rats fed ad libitum or restricted diets: longevity, growth, lean body mass and disease. J Gerontol 37: 130-141, 1982.

156. Iwasaki K, Gleiser CA, Masoro EJ, McMahan CA, Seo EJ and Yu BP. Influence of the restriction of individual dietary components on longevity and age-related disease of Fischer rats: the fat component and the mineral component. J Gerontol 43: B13- B21, 1988.

157. Masoro EJ, Iwasaki K, Gleiser CA, McMahan CA, Seo EJ and Yu BP. Dietary modulation of the progression of nephropathy in aging rats: an evaluation of the importance of protein. Am J Clin Nutr 49: 1217-1227, 1989.

158. Liao CY, Rikke BA, Johnson TE, Diaz V and Nelson JF. Genetic variation in the murine lifespan response to dietary restriction: from life extension to life shortening. Aging Cell 9: 92-95, 2010.

159. Rikke BA, Liao CY, McQueen MB, Nelson JF and Johnson TE. Genetic dissection of dietary restriction in mice supports the metabolic efficiency model of life extension. Exp Gerontol 45: 691-701, 2010.

160. Pueyo ME, Arnal JF, Rami J and Michel JB. Angiotensin II stimulates the production of NO and peroxynitrite in endothelial cells. Am J Physiol 274: C214- C220, 1998.

161. Radi R, Beckman JS, Bush KM and Freeman BA. Peroxynitrite-induced membrane lipid peroxidation: the cytotoxic potential of superoxide and nitric oxide. Arch Biochem Biophys 288: 481-487, 1991.

162. Mollnau H, Wendt M, Szocs K, Lassegue B, Schulz E, Oelze M, Li H, Bodenschatz M, August M, Kleschyov AL, Tsilimingas N, Walter U, Forstermann U, Meinertz T, Griendling K and Munzel T. Effects of angiotensin II infusion on the expression and function of NAD(P)H oxidase and components of nitric oxide/cGMP signaling. Circ Res 90: E58-E65, 2002.

163. Costa LE, La-Padula P, Lores-Arnaiz S, D'Amico G, Boveris A, Kurnjek ML and Basso N. Long-term angiotensin II inhibition increases mitochondrial nitric oxide synthase and not antioxidant enzyme activities in rat heart. J Hypertens 20: 2487- 2494, 2002.

164. Ito N, Ohishi M, Yamamoto K, Tatara Y, Shiota A, Hayashi N, Komai N, Yanagitani Y, Rakugi H and Ogihara T. Renin-angiotensin inhibition reverses advanced cardiac remodeling in aging spontaneously hypertensive rats. Am J Hypertens 20: 792-799, 2007.

165. Yang J, Anzo M and Cohen P. Control of aging and longevity by IGF-I signaling. Exp Gerontol 40: 867-872, 2005.

166. Chan SJ, Cao QP and Steiner DF. Evolution of the insulin superfamily: cloning of a hybrid insulin/insulin-like growth factor cDNA from amphioxus. Proc Natl Acad Sci U S A 87: 9319-9323, 1990.

167. Fruman DA, Meyers RE and Cantley LC. Phosphoinositide kinases. Annu Rev Biochem 67: 481-507, 1998.

168. Greer EL and Brunet A. FOXO transcription factors at the interface between longevity and tumor suppression. Oncogene 24: 7410-7425, 2005.

169. Tran H, Brunet A, Griffith EC and Greenberg ME. The many forks in FOXO's road. Sci STKE 2003: RE5, 2003.

170. Guarente L. Sirtuins as potential targets for metabolic syndrome. Nature 444: 868- 874, 2006.

171. Cohen HY, Miller C, Bitterman KJ, Wall NR, Hekking B, Kessler B, Howitz KT, Gorospe M, de CR and Sinclair DA. Calorie restriction promotes mammalian cell survival by inducing the SIRT1 deacetylase. Science 305: 390-392, 2004.

172. Baur JA, Pearson KJ, Price NL, Jamieson HA, Lerin C, Kalra A, Prabhu VV, Allard JS, Lopez-Lluch G, Lewis K, Pistell PJ, Poosala S, Becker KG, Boss O, Gwinn D, Wang M, Ramaswamy S, Fishbein KW, Spencer RG, Lakatta EG, Le CD, Shaw RJ, Navas P, Puigserver P, Ingram DK, de CR and Sinclair DA. Resveratrol improves health and survival of mice on a high-calorie diet. Nature 444: 337-342, 2006.

173. Howitz KT, Bitterman KJ, Cohen HY, Lamming DW, Lavu S, Wood JG, Zipkin RE, Chung P, Kisielewski A, Zhang LL, Scherer B and Sinclair DA. Small molecule activators of sirtuins extend Saccharomyces cerevisiae lifespan. Nature 425: 191-196, 2003.

174. Miyazaki R, Ichiki T, Hashimoto T, Inanaga K, Imayama I, Sadoshima J and Sunagawa K. SIRT1, a longevity gene, downregulates angiotensin II type 1 receptor expression in vascular smooth muscle cells. Arterioscler Thromb Vasc Biol 28: 1263- 1269, 2008.

175. Kuro-o M, Matsumura Y, Aizawa H, Kawaguchi H, Suga T, Utsugi T, Ohyama Y, Kurabayashi M, Kaname T, Kume E, Iwasaki H, Iida A, Shiraki-Iida T, Nishikawa S, Nagai R and Nabeshima YI. Mutation of the mouse klotho gene leads to a syndrome resembling ageing. Nature 390: 45-51, 1997.

176. Kurosu H, Yamamoto M, Clark JD, Pastor JV, Nandi A, Gurnani P, McGuinness OP, Chikuda H, Yamaguchi M, Kawaguchi H, Shimomura I, Takayama Y, Herz J, Kahn CR, Rosenblatt KP and Kuro-o M. Suppression of aging in mice by the hormone Klotho. Science 309: 1829-1833, 2005.

177. Bloch L, Sineshchekova O, Reichenbach D, Reiss K, Saftig P, Kuro-o M and Kaether C. Klotho is a substrate for alpha-, beta- and gamma-secretase. FEBS Lett 583: 3221-3224, 2009.

178. Kuro-o M. Klotho and the aging process. Korean J Intern Med 26: 113-122, 2011.

179. Kurosu H, Ogawa Y, Miyoshi M, Yamamoto M, Nandi A, Rosenblatt KP, Baum MG, Schiavi S, Hu MC, Moe OW and Kuro-o M. Regulation of fibroblast growth factor-23 signaling by klotho. J Biol Chem 281: 6120-6123, 2006.

180. Kuro-o M. Klotho as a regulator of fibroblast growth factor signaling and phosphate/calcium metabolism. Curr Opin Nephrol Hypertens 15: 437-441, 2006.

181. Hsieh CC, Kuro-o M, Rosenblatt KP, Brobey R and Papaconstantinou J. The ASK1-Signalosome regulates p38 MAPK activity in response to levels of endogenous oxidative stress in the Klotho mouse models of aging. Aging (Albany NY) 2: 597-611, 2010.

182. Stubbs JR, Liu S, Tang W, Zhou J, Wang Y, Yao X and Quarles LD. Role of hyperphosphatemia and 1,25-dihydroxyvitamin D in vascular calcification and mortality in fibroblastic growth factor 23 null mice. J Am Soc Nephrol 18: 2116-2124, 2007.

183. Oeseburg H, de Boer RA, van Gilst WH and van der Harst P. Telomere biology in healthy aging and disease. Pflugers Arch 459: 259-268, 2010.

184. Takubo K, Izumiyama-Shimomura N, Honma N, Sawabe M, Arai T, Kato M, Oshimura M and Nakamura K. Telomere lengths are characteristic in each human individual. Exp Gerontol 37: 523-531, 2002.

185. Harley CB, Futcher AB and Greider CW. Telomeres shorten during ageing of human fibroblasts. Nature 345: 458-460, 1990.

186. Vaziri H, Schachter F, Uchida I, Wei L, Zhu X, Effros R, Cohen D and Harley CB. Loss of telomeric DNA during aging of normal and trisomy 21 human lymphocytes. Am J Hum Genet 52: 661-667, 1993.

187. Hunt SC, Chen W, Gardner JP, Kimura M, Srinivasan SR, Eckfeldt JH, Berenson GS and Aviv A. Leukocyte telomeres are longer in African Americans than in whites: the National Heart, Lung, and Blood Institute Family Heart Study and the Bogalusa Heart Study. Aging Cell 7: 451-458, 2008.

188. Oeseburg H, de Boer RA, van Gilst WH and van der Harst P. Telomere biology in healthy aging and disease. Pflugers Arch 459: 259-268, 2010.

189. Rufer N, Brummendorf TH, Kolvraa S, Bischoff C, Christensen K, Wadsworth L, Schulzer M and Lansdorp PM. Telomere fluorescence measurements in granulocytes and T lymphocyte subsets point to a high turnover of hematopoietic stem cells and memory T cells in early childhood. J Exp Med 190: 157-167, 1999.

190. Cherif H, Tarry JL, Ozanne SE and Hales CN. Ageing and telomeres: a study into organ- and gender-specific telomere shortening. Nucleic Acids Res 31: 1576-1583, 2003.

191. Hemann MT and Greider CW. Wild-derived inbred mouse strains have short telomeres. Nucleic Acids Res 28: 4474-4478, 2000.

192. Herbert KE, Mistry Y, Hastings R, Poolman T, Niklason L and Williams B. Angiotensin II-mediated oxidative DNA damage accelerates cellular senescence in cultured human vascular smooth muscle cells via telomere-dependent and independent pathways. Circ Res 102: 201-208, 2008.

193. Esther CR, Jr., Howard TE, Marino EM, Goddard JM, Capecchi MR and Bernstein KE. Mice lacking angiotensin-converting enzyme have low blood pressure, renal pathology, and reduced male fertility. Lab Invest 74: 953-965, 1996.

194. Oliverio MI, Kim HS, Ito M, Le T, Audoly L, Best CF, Hiller S, Kluckman K, Maeda N, Smithies O and Coffman TM. Reduced growth, abnormal kidney structure, and type 2 (AT2) angiotensin receptor-mediated blood pressure regulation in mice lacking both AT1A and AT1B receptors for angiotensin II. Proc Natl Acad Sci U S A 95: 15496-15501, 1998.

195. Benigni A, Corna D, Zoja C, Sonzogni A, Latini R, Salio M, Conti S, Rottoli D, Longaretti L, Cassis P, Morigi M, Coffman TM and Remuzzi G. Disruption of the Ang II type 1 receptor promotes longevity in mice. J Clin Invest 119: 524-530, 2009.

196. Hein L, Stevens ME, Barsh GS, Pratt RE, Kobilka BK and Dzau VJ. Overexpression of angiotensin AT1 receptor transgene in the mouse myocardium produces a lethal phenotype associated with myocyte hyperplasia and heart block. Proc Natl Acad Sci U S A 94: 6391-6396, 1997.

197. Paradis P, Dali-Youcef N, Paradis FW, Thibault G and Nemer M. Overexpression of angiotensin II type I receptor in cardiomyocytes induces cardiac hypertrophy and remodeling. Proc Natl Acad Sci U S A 97: 931-936, 2000.

198. Xiao HD, Fuchs S, Campbell DJ, Lewis W, Dudley SC, Jr., Kasi VS, Hoit BD, Keshelava G, Zhao H, Capecchi MR and Bernstein KE. Mice with cardiacrestricted angiotensin-converting enzyme (ACE) have atrial enlargement, cardiac arrhythmia, and sudden death. Am J Pathol 165: 1019-1032, 2004.

199. Montgomery DE, Rundell VL, Goldspink PH, Urboniene D, Geenen DL, de Tombe PP and Buttrick PM. Protein kinase C epsilon induces systolic cardiac failure marked by exhausted inotropic reserve and intact Frank-Starling mechanism. Am J Physiol Heart Circ Physiol 289: H1881-H1888, 2005.

200. Sutherland FJ, Shattock MJ, Baker KE and Hearse DJ. Mouse isolated perfused heart: characteristics and cautions. Clin Exp Pharmacol Physiol 30: 867-878, 2003.

201. Depre C, Wang Q, Yan L, Hedhli N, Peter P, Chen L, Hong C, Hittinger L, Ghaleh B, Sadoshima J, Vatner DE, Vatner SF and Madura K. Activation of the cardiac proteasome during pressure overload promotes ventricular hypertrophy. Circulation 114: 1821-1828, 2006.

202. Smith PK, Krohn RI, Hermanson GT, Mallia AK, Gartner FH, Provenzano MD, Fujimoto EK, Goeke NM, Olson BJ and Klenk DC. Measurement of protein using bicinchoninic acid. Anal Biochem 150: 76-85, 1985.

203. Giani JF, Gironacci MM, Munoz MC, Pena C, Turyn D and Dominici FP. Angiotensin-(1 7) stimulates the phosphorylation of JAK2, IRS-1 and Akt in rat heart in vivo: role of the AT1 and Mas receptors. Am J Physiol Heart Circ Physiol 293: H1154-H1163, 2007.

204. Cavallero S, Gonzalez GE, Seropian IM, Cerrudo CS, Matorra F, Morales C, Hertig CM, Puyo AM, Fernandez BE and Gelpi RJ. Ventricular function and natriuretic peptides in sequentially combined models of hypertension. Am J Physiol Heart Circ Physiol 298: H1290-H1299, 2010.

205. Rivard K, Paradis P, Nemer M and Fiset C. Cardiac-specific overexpression of the human type 1 angiotensin II receptor causes delayed repolarization. Cardiovasc Res 78: 53-62, 2008.

206. Domenighetti AA, Boixel C, Cefai D, Abriel H and Pedrazzini T. Chronic angiotensin II stimulation in the heart produces an acquired long QT syndrome associated with IK1 potassium current downregulation. J Mol Cell Cardiol 42: 63-70, 2007.

207. Salama G and London B. Mouse models of long QT syndrome. J Physiol 578: 43- 53, 2007.

208. Sicouri S, Cordeiro JM, Talarico M and Antzelevitch C. Antiarrhythmic effects of losartan and enalapril in canine pulmonary vein sleeve preparations. J Cardiovasc Electrophysiol 22: 698-705, 2011.

209. Ehrlich JR, Hohnloser SH and Nattel S. Role of angiotensin system and effects of its inhibition in atrial fibrillation: clinical and experimental evidence. Eur Heart J 27: 512-518, 2006.

210. Zhai P, Galeotti J, Liu J, Holle E, Yu X, Wagner T and Sadoshima J. An angiotensin II type 1 receptor mutant lacking epidermal growth factor receptor transactivation does not induce angiotensin II-mediated cardiac hypertrophy. Circ Res 99: 528-536, 2006.

211. Ainscough JF, Drinkhill MJ, Sedo A, Turner NA, Brooke DA, Balmforth AJ and Ball SG. Angiotensin II type-1 receptor activation in the adult heart causes blood pressure-independent hypertrophy and cardiac dysfunction. Cardiovasc Res 81: 592-600, 2009.

212. Xiao HD, Fuchs S, Bernstein EA, Li P, Campbell DJ and Bernstein KE. Mice expressing ACE only in the heart show that increased cardiac angiotensin II is not associated with cardiac hypertrophy. Am J Physiol Heart Circ Physiol 294: H659- H667, 2008.

213. Rivard K, Grandy SA, Douillette A, Paradis P, Nemer M, Allen BG and Fiset C. Overexpression of type 1 angiotensin II receptors impairs excitation-contraction coupling in the mouse heart. Am J Physiol Heart Circ Physiol 301: H2018-H2027, 2011.

214. Azizi M. Direct renin inhibition: clinical pharmacology. J Mol Med (Berl) 86: 647-654, 2008.

215. Nishikawa K. Angiotensin AT1 receptor antagonism and protection against cardiovascular end-organ damage. J Hum Hypertens 12: 301-309, 1998.

216. Ferreira FC, Abreu LC, Valenti VE, Ferreira M, Meneghini A, Silveira JA, Riera AR, Colombari E, Murad N, Santos-Silva PR, Silva LJ, Vanderlei LC, Carvalho TD and Ferreira C. Anti-hypertensive drugs have different effects on ventricular hypertrophy regression. Clinics (Sao Paulo) 65: 723-728, 2010.

217. Buenaventura P, Cao-Danh H, Glynn P, Takeuchi K, Takahashi S, Simplaceanu E, McGowan FX, Jr. and del Nido PJ. Protein kinase C activation in the heart: effects on calcium and contractile proteins. Ann Thorac Surg 60: S505-S508, 1995.

218. Liu Q, Chen X, MacDonnell SM, Kranias EG, Lorenz JN, Leitges M, Houser SR and Molkentin JD. Protein kinase C{alpha}, but not PKC{beta} or PKC{gamma}, regulates contractility and heart failure susceptibility: implications for ruboxistaurin as a novel therapeutic approach. Circ Res 105: 194-200, 2009.

219. Braz JC, Gregory K, Pathak A, Zhao W, Sahin B, Klevitsky R, Kimball TF, Lorenz JN, Nairn AC, Liggett SB, Bodi I, Wang S, Schwartz A, Lakatta EG, DePaoli-Roach AA, Robbins J, Hewett TE, Bibb JA, Westfall MV, Kranias EG and Molkentin JD. PKC-alpha regulates cardiac contractility and propensity toward heart failure. Nat Med 10: 248-254, 2004.

220. Linz W, Heitsch H, Scholkens BA and Wiemer G. Long-term angiotensin II type 1 receptor blockade with fonsartan doubles lifespan of hypertensive rats. Hypertension 35: 908-913, 2000.

221. Chumlea WC, Guo SS, Zeller CM, Reo NV and Siervogel RM. Total body water data for white adults 18 to 64 years of age: the Fels Longitudinal Study. Kidney Int 56: 244-252, 1999.

222. Thornton SN. Thirst and hydration: physiology and consequences of dysfunction. Physiol Behav 100: 15-21, 2010.

223. Thornton SN. Angiotensin inhibition and longevity: a question of hydration. Pflugers Arch 461: 317-324, 2011.

224. Jayasooriya AP, Mathai ML, Walker LL, Begg DP, Denton DA, Cameron-Smith D, Egan GF, McKinley MJ, Rodger PD, Sinclair AJ, Wark JD, Weisinger HS, Jois M and Weisinger RS. Mice lacking angiotensin-converting enzyme have increased energy expenditure, with reduced fat mass and improved glucose clearance. Proc Natl Acad Sci U S A 105: 6531-6536, 2008.

225. Takahashi N, Lopez ML, Cowhig JE, Jr., Taylor MA, Hatada T, Riggs E, Lee G, Gomez RA, Kim HS and Smithies O. Ren1c homozygous null mice are hypotensive and polyuric, but heterozygotes are indistinguishable from wild-type. J Am Soc Nephrol 16: 125-132, 2005.

226. Weisinger HS, Begg DP, Egan GF, Jayasooriya AP, Lie F, Mathai ML, Sinclair AJ, Wark JD and Weisinger RS. Angiotensin converting enzyme inhibition from birth reduces body weight and body fat in Sprague-Dawley rats. Physiol Behav 93: 820-825, 2008.

227. Mathai ML, Naik S, Sinclair AJ, Weisinger HS and Weisinger RS. Selective reduction in body fat mass and plasma leptin induced by angiotensin-converting enzyme inhibition in rats. Int J Obes (Lond) 32: 1576-1584, 2008.

228. Anversa P, Beghi C, Kikkawa Y and Olivetti G. Myocardial infarction in rats. Infarct size, myocyte hypertrophy, and capillary growth. Circ Res 58: 26-37, 1986.

229. Brilla CG, Janicki JS and Weber KT. Cardioreparative effects of lisinopril in rats with genetic hypertension and left ventricular hypertrophy. Circulation 83: 1771-1779, 1991.

230. Inserra F, Romano L, Ercole L, de Cavanagh EM and Ferder L. Cardiovascular changes by long-term inhibition of the renin-angiotensin system in aging. Hypertension 25: 437-442, 1995.

231. Michel JB, Heudes D, Michel O, Poitevin P, Philippe M, Scalbert E, Corman B and Levy BI. Effect of chronic ANG I-converting enzyme inhibition on aging processes. II. Large arteries. Am J Physiol 267: R124-R135, 1994.

232. Li QX, Xiong ZY, Hu BP, Tian ZJ, Zhang HF, Gou WY, Wang HC, Gao F and Zhang QJ. Aging-associated insulin resistance predisposes to hypertension and its reversal by exercise: the role of vascular vasorelaxation to insulin. Basic Res Cardiol 104: 269-284, 2009.

233. Reddy AK, Amador-Noguez D, Darlington GJ, Scholz BA, Michael LH, Hartley CJ, Entman ML and Taffet GE. Cardiac function in young and old Little mice. J Gerontol A Biol Sci Med Sci 62: 1319-1325, 2007.

234. Sicari R, Nihoyannopoulos P, Evangelista A, Kasprzak J, Lancellotti P, Poldermans D, Voigt JU and Zamorano JL. Stress echocardiography expert consensus statement: European Association of Echocardiography (EAE) (a registered branch of the ESC). Eur J Echocardiogr 9: 415-437, 2008.

235. Van BP, Buhler FR, Kiowski W and Amann FW. Age-related decrease in cardiac and peripheral vascular responsiveness to isoprenaline: studies in normal subjects. Clin Sci (Lond) 60: 571-577, 1981.

236. Vestal RE, Wood AJ and Shand DG. Reduced beta-adrenoceptor sensitivity in the elderly. Clin Pharmacol Ther 26: 181-186, 1979.

237. Lenihan DJ, Gerson MC, Dorn GW, Hoit BD and Walsh RA. Effects of changes in atrioventricular gradient and contractility on left ventricular filling in human diastolic cardiac dysfunction. Am Heart J 132: 1179-1188, 1996.

FSC
www.fsc.org
MIX
Papier | Fördert gute Waldnutzung
FSC® C083411

Kolibri 360 GmbH
Ferdinand-Jühlke-Straße 7
99095 Erfurt, Deutschland
produktsicherheit@kolibri360.de

Druck:
CPI Druckdienstleistungen GmbH
im Auftrag der
Kolibri 360 GmbH
Ferdinand-Jühlke-Str. 7
99095 Erfurt